Elli Kolb

Das Leuchten des Himmels an dunklen Tagen

Roman

Lübbe

NACHHALTIG PRODUZIERT

Die Bastei Lübbe AG verfolgt eine nachhaltige Buchproduktion. Wir verwenden Papiere aus nachhaltiger Forstwirtschaft und verzichten darauf, Bücher einzeln in Folie zu verpacken. Wir stellen unsere Bücher in Deutschland und Europa (EU) her und arbeiten mit den Druckereien kontinuierlich an einer positiven Ökobilanz.

FSC www.fsc.org MIX Papier | Fördert gute Waldnutzung FSC® C014496

Originalausgabe

Bei Fragen zur Produktsicherheit wenden Sie sich bitte an:
produktsicherheit@bastei-luebbe.de

Umschlaggestaltung: Barbara Thoben, Köln
Umschlagmotiv: © Lili Wood
Satz: Dörlemann Satz, Lemförde
Gesetzt aus der Apollo MT
Druck und Verarbeitung: GGP Media GmbH, Pößneck

Printed in Germany
ISBN 978-3-7577-0136-9

5 4 3 2 1

Sie finden uns im Internet unter luebbe.de
Bitte beachten Sie auch: lesejury.de

Dieses Buch enthält potenziell triggernde Inhalte.
Deshalb findet sich am Ende eine Triggerwarnung.
Achtung, sie enthält Spoiler für das gesamte Buch!

***

Alle Tauben in diesem Buch sind echt.

»Das Leben rächt sich an dem, der sich weigert,
die Dinge der Welt mit glücklichen Augen zu betrachten;
das Schöne ernährt sich von unserer Liebe.«

Ralf Rothmann, *Theorie des Regens*

1

32 Grad, und ich war bereit für eine neue Geschichte über mich. Wir hatten alle Fenster der Wohnung geöffnet, die Geräusche vorbeifahrender Autos in den Ohren. Es roch nach erhitztem Beton, Gräsern und Feuchtigkeit, als würde die Stadt nachts heimlich von Wasser durchflossen, und am Horizont, wo die Sonne untergegangen war, konnte ich noch einen letzten hellen Streifen erkennen, aber nichts mehr von dem ausgedehnten rosa-blauen Oszillieren davor.

Als Kathleen an meine Zimmertür klopfte und mich fragte, ob ich mit zu Lolas WG-Feier kommen wolle, lag ich gerade auf dem Boden, versuchte, Körperwärme an das Parkett abzugeben, und las so viele Artikel parallel, dass mein Browser mir statt der Anzahl der Tabs nur noch ein Unendlichkeitszeichen anzeigte. Seit Egon heute Vormittag ins Krankenhaus eingeliefert worden war, hatte ich diese drückende Vorahnung, und ich hätte alles getan, um sie loszuwerden oder mit etwas anderem zu überdecken. Kathleen hatte schon die Tasche über die Schulter geworfen; sie wollte sofort los, und ich nickte einfach und sagte Ja.

Lola wohnte ein paar Straßen weiter, es waren wirklich nur ein paar Schritte dorthin, und zum ersten Mal seit Tagen bemerkte ich einen leichten, kühlen Luftzug an den Schultern. Für den späteren Abend waren Gewitter vorhergesagt.

Kathleen klingelte, der Türöffner ertönte, und wir stiegen die Treppe hoch. Die Tür zu Lolas WG war angelehnt. Flur und Wohnzimmer waren voll mit Leuten, die ich nicht kannte. Ein paar von ihnen umarmten Kathleen zur Begrüßung, ich blieb hinter ihr stehen und erblickte Lola weiter hinten im Raum, sie winkte mir zu. An diesem Tag trug sie eine komplizierte Hochsteckfrisur, sodass ein Teil von ihr immer aus der Menge herausragte, was praktisch war. Sie war Kathleens beste Freundin; ihrem Vater gehörte die Eventagentur, in der Kathleen jobbte, und, wenn ich es richtig verstanden hatte, auch die riesige Altbauwohnung, in der sie selbst wohnte und in der es sogar ein Gästezimmer gab. Lola hatte blonde Haare und einen strengen Blick; ich glaube, insgeheim verachtete sie mich.

Ich hob die Hand zum Gruß, dann verschwand ich schnell in Richtung Küche, einerseits um Lola zu entkommen, andererseits weil ich mich in Küchen immer sofort wohlfühlte. In den letzten Monaten hatte ich dort viel Zeit verbracht, um für Egon zu kochen: Ich hatte ihm jeden Tag Essen vorbeigebracht, damit er nicht immer nur diese runden Butterkekse aus Spritzteig oder Salzbrezeln aß. Allein der Gedanke daran machte mich wütend – dass er freiwillig nur industrielles, maschinelles Gebäck gegessen hatte, als würde er versuchen, schneller zu sterben. Die Tauben, die er immer fütterte, bekamen Premiumfutter, und er selbst aß nur diese verdammten Butterkringel.

Ach, Egon, dachte ich wütend, sagte mir dann aber sofort: *Entspann dich, Romy, jetzt ist hier erst mal Party, okay?*

In der Küche standen halb volle Flaschen, Plastikgeschirr, Quiche, Baguettes und Schüsseln mit Salaten auf dem Tisch, alles war schon angegessen oder angetrunken worden. Aus den Nebenzimmern drangen Gelächter und Stimmengewirr, doch außer mir war niemand hier.

Ich nahm mir ein Stück Quiche, sie zerlief salzig und buttrig in meinem Mund, und gerade, als ich mir vornahm, jetzt aber wirklich zu den anderen zu gehen und nicht nur in der Küche herumzustehen, nahm ich aus den Augenwinkeln eine vage Bewegung wahr. Ich drehte mich um. Ein Mann war ins Zimmer gekommen und goss sich etwas zu trinken in einen Plastikbecher. Ich lächelte ihm aus Reflex zu, weil ich es sonst unangenehm gefunden hätte, zu zweit in diesem kleinen Raum zu sein, und als er zurücklächelte, spürte ich plötzlich meinen Körper viel mehr als sonst: wie mein Herz Blut durch mich hindurchpumpte, wie die Luft durch meine Nasenlöcher strömte, dass meine Haare ein eigenes Gewicht und eine eigene Struktur hatten. Mein Kleid klebte unterhalb meines Brustkorbs fest, ich zupfte es wieder weg und bedauerte, dass ich es heute nicht geschafft hatte, im Fluss schwimmen zu gehen und mich wenigstens einmal richtig abzukühlen.

Ich setzte mich auf das Fensterbrett und lehnte mich vorsichtig raus, Richtung Straße. Schräg gegenüber strahlte mich ein Edeka-Schild an, und am Horizont hatte sich eine große Gewitterwolke aufgetürmt, die von den Lichtern der Stadt angeleuchtet wurde und sich immer weiter im Raum ausbreitete.

Der Mann stellte sich als Lolas Mitbewohner vor. »Aber nur vorübergehend«, sagte er, was auch immer das genau bedeutete.

Wir redeten ein bisschen, ich erzählte, dass ich Grafikdesign studierte, gerade aber Semesterferien hatte; dass ich es mochte, Dingen eine bestimmte Form zu geben. Er stellte nicht die Frage, die alle anderen zurzeit immer stellten, nämlich: »Hast du keine Angst, dass dein Job bald von einer KI übernommen werden könnte?«, sondern er sagte: »Spannend, damit könntest du bestimmt auch gut im Ausland arbeiten, wenn du das wolltest, oder?« Seine Augenlider waren an den Seiten leicht nach oben gebogen, sie erinnerten mich an irgendetwas, ich konnte aber nicht sagen, was genau. Der Rest seines Gesichts war auf eine beruhigende Weise symmetrisch; die Farbe seiner Haare changierte genau zwischen Hellbraun und Dunkelblond, und auf seinem Handrücken wuchsen ein paar Härchen, die von der Sonne ausgebleicht waren. An seinem rechten Unterarm befand sich eine lange gerade Narbe, wie von einer Operation.

Irgendetwas an ihm suggerierte mir, dass er ein Zuhause für mich sein könnte. Ich hatte in den letzten Jahren nicht aktiv gedatet, war aber immer mal wieder irgendjemandem aufgefallen, man hatte mich zum Kaffee eingeladen, war mit mir spazieren oder ins Kino gegangen. Ich mochte ihre Haut, ihre Lippen und manchmal auch, was sie sagten, aber es hatte dieses Magnetische gefehlt, das mich innerlich neu ausrichtete, als würde etwas auf mich warten, und zwar nur auf mich. Aber zu ihm spürte ich sofort diese Nähe; als sei er auch jemand, der Schaden genommen hatte. Dabei kannte ich ihn ja noch nicht einmal, es war wirklich merkwürdig.

Nach ein paar Minuten kam eine Frau mit Dreadlocks in die Küche und sagte zu dem Mann: »Kommst du jetzt endlich mal?«, und er winkte mir halbherzig zu und ging dann mit ihr mit ins Wohnzimmer.

Eine halbe Stunde später hatte ich diesen Horrortrip. Ich war inzwischen ebenfalls zu den anderen ins Wohnzimmer gegangen, wobei ich darauf geachtet hatte, ein wenig Zeit verstreichen zu lassen, damit es nicht so wirkte, als würde ich dem Mann von vorhin nachgehen; dann hatte ich mich neben Kathleen auf das Sofa gesetzt. Irgendwann kam Lola zu uns, berührte mich leicht an der Schulter und fragte: »Wie geht es Egon denn?«

Augenblicklich füllten sich meine Augen mit Tränen.

»Oh nein!«, sagte Lola. »Hätte ich nicht fragen sollen?«

Ich wischte mir die Tränen mit dem Handrücken weg und schüttelte den Kopf.

Kathleen legte den Arm um mich, ich ließ meinen Kopf auf ihre Schulter fallen. Lola setzte sich im Schneidersitz vor uns auf den Boden.

»Sollen wir lieber über was anderes reden?«, fragte sie. Dann sprang sie auf. »Wartet mal, ich habe da noch was.« Sie ging zum Schrank und nahm eine runde Blechdose heraus, dieselbe Art von Dose, in der meine Mutter früher immer ihre Weihnachtsplätzchen gelagert hatte.

»Hier«, sagte Lola und hielt mir die Dose entgegen. »Nimm ein Stück. Da ist gutes Zeug drin.«

»Was denn für Zeug?«, fragte ich.

»*Gutes* Zeug«, sagte sie. »Du weißt schon.«

»Nein, danke«, sagte ich, weil mir wieder einfiel, dass sie ab und zu Space-Brownies gebacken hatte. Die Wirkung war immer einigermaßen unberechenbar gewesen, und es hatte ewig gedauert, bis man was gemerkt hatte. »Lass uns lieber was rauchen.«

»Hast du was zum Drehen dabei?«, fragte Lola. Ich schüttelte den Kopf, Kathleen ebenfalls.

Im nächsten Augenblick formte Kathleen die Hände zu einem Trichter und rief: »Hat jemand was zum Drehen dabei?«

Sie fackelte generell nicht lang. Kathleen ertrug es auch nicht, wenn Nachrichtensprecher:innen langsamer sprachen, als sie selbst dachte. Wenn wir zum Beispiel während des Essens Radio hörten und die Moderatorin ansetzte: »Ihr hört«, rief Kathleen ganz schnell: »Deutschlandfunk Nova!«

Sie hatte kurzes dunkles Haar und ein herzförmiges Gesicht. Tagsüber studierte sie Eventmanagement und jobbte, und nachts versuchte sie, zu schlafen wie alle anderen auch, was ihr aber nicht gelang, und deswegen hatte sie auch vor Kurzem eine Therapie angefangen. Manchmal fand ich sie nachts in der Küche, wo sie sich YouTube-Videos ansah und Schokomüsli in so viel Milch auflösen ließ, dass die Milch dunkel wurde wie Kakao. Sie hatte dann kreisrunde, ratlose Augen und freute sich, wenn ich ins Zimmer kam, weil sie immer die Hoffnung hatte, dass sie vielleicht wenigstens nicht allein nachts wach sein musste. Ihre Wimpern waren lang und hingen schläfrig nach unten, aber das war auch das Einzige an Kathleen, was verriet, dass auch sie Schlaf brauchte.

Kathleens Therapeutin hatte ihr zu Yoga geraten; ihre Theorie war, dass Kathleen nicht schlafen könne, weil sie tagsüber zu viel mache, sie brauche auch mal Pausen, sonst könne das Gehirn nicht runterfahren.

Aber Kathleen sagte, das Problem sei, dass ihr Gehirn gar nicht runterfahren wolle, es wolle die ganze Zeit irgendetwas machen, sie müsse ununterbrochen gegen ihre eigene umtriebige Persönlichkeit anarbeiten, superstressig.

»Ich mag deine Persönlichkeit«, sagte ich, und Kathleens Gesicht leuchtete plötzlich auf, und sie sagte: »Oh, wirklich?«, als sei sie total überrascht davon.

Wenn ich ganz ehrlich zu mir war, wünschte ich mir vielleicht ein bisschen, dass Kathleen meine beste Freundin werden würde. Aber ich gab es selbst mir gegenüber nur heimlich zu, und vor allem unternahm ich nichts, um meinen Wunsch in die Tat umzusetzen. Die meisten Sachen machte Kathleen weiterhin mit Lola, wir aßen nur manchmal zusammen oder machten Yoga. Auch vorhin, als ich total aufgelöst aus dem Krankenhaus nach Hause gekommen war und überall die Fenster aufgerissen hatte, hatte Kathleen sofort die Yogamatten geholt und sie direkt vor mir aufgebaut. »Jetzt erst mal eine kleine Sequenz zur Beruhigung«, hatte sie gesagt, mich sanft auf den Boden gedrückt und auf ihrem Laptop das Yogavideo angeschaltet. Umstandslos hatte eine Yogalehrerin auf YouTube damit begonnen, uns Anweisungen zu geben.

»Atme tief ein und noch länger wieder aus«, hatte ihre harmonische Stimme gesagt. »Und dann lass alles los.«

»Lass die ganze Scheiße los«, hatte Kathleen neben mir gemurmelt, die Yogafrau hatte gesagt: »Alles, was zählt, ist dieser Moment«, wir dehnten uns nach vorn und nach hinten und zur Seite, meine Muskeln mochten, was wir machten, und Kathleen hörte irgendwann auf, die Harmonie der Yogafrau mit hämischen Kommentaren zu unterlaufen, aber bei der Schlussentspannung rief Kathleen ganze drei Mal vorzeitig »Namaste!«, weil sie der Yogafrau auf jeden Fall zuvorkommen wollte.

»Ich habe was zum Drehen dabei«, hörte ich plötzlich den Mann von vorhin sagen. Ich blickte auf. Er hielt einen kleinen Beutel mit Tabak in die Luft, und wir gingen nach draußen.

Mittlerweile hatte es ein wenig abgekühlt, und der leichte Wind von vorhin wehte noch immer. Lola drehte einen Joint und reichte ihn mir. Ich sog den weißen Rauch tief ein und stellte mir vor, dass er sich bis in mein Gehirn ausbreitete.

»Ja«, sagte Kathleen. »Das Leben kann manchmal schon ziemlich scheiße sein.«

»Aber es kann auch ziemlich schön sein«, sagte der Mann, und Kathleen sagte: »Lass es dir doch irgendwo hintätowieren: ›Das Leben ist schön.‹«

»Lass du dir doch ›Das Leben ist scheiße‹ irgendwo hintätowieren«, sagte der Mann.

»Dann hättet ihr zusammen so ein Yin-Yang-Tattoo«, sagte ich und blies Rauch in die Luft. »Und wenn ihr euch nebeneinander stellt, kommt die Welt genau so raus, wie sie wirklich ist.«

»Hä?«, machte Lola, aber der Mann lachte.

Ich reichte den Joint weiter, und während die anderen nacheinander daran zogen, merkte ich, dass mein Herzschlag sich ein wenig beschleunigte. Der Mann aus der Küche stand gerade neben mir, und ich bekam plötzlich Lust, ihm alles Mögliche zu erzählen.

»Egon hatte heute seinen dritten Herzinfarkt«, sagte ich, es platzte einfach so aus mir heraus, ohne irgendeine Überleitung.

»Wer ist Egon?«, fragte der Mann.

»Mein Opa.«

»Sie hat in den letzten Monaten jeden Tag für ihn gekocht«, schaltete sich Kathleen ein, aber ich wollte meine Geschichte selbst erzählen und redete schnell weiter: »Er bekommt von mir sogar extra eine eigene Speisekarte«, sagte ich. »Jede Woche neu. Mit den aktuellen Gerichten. Und dann kann er die Gerichte auf einer Skala von einem bis fünf Sternen bewerten. Damit ich weiß, was ihm am besten schmeckt.«

»Aber es klappt nicht besonders gut«, redete mir nun Kathleen wieder rein. »Weil Egon einfach alles mit fünf Sternen bewertet.«

»Dann hast du ja quasi ein eigenes Restaurant«, sagte der Mann zu mir.

»Ja«, sagte ich. »Restaurant Romy, das steht auch so auf der Speisekarte.«

Ich erzählte ihm sogar von den Türkentäubchen in unserem Hinterhof, dabei war das wirklich eine irrelevante Information. Die Türkentäubchen wohnten in einem Nest auf einem tief liegenden Zweig, den wir von unserem Küchenfenster aus sehen konnten. Von dort aus blickten sie stets mit panischem Blick zu uns herab, und ihre Augen sahen immer so aus, als hätten sie sich morgens mit Kajal sorgfältig so geschminkt wie Lana del Rey, nur mit Weiß. Ich fand die Angst, die sie ausstrahlten, ein bisschen übertrieben, aber ich mochte die Farbe der Türkentauben: ein helles, warmes Grau. Sie sahen so grazil und edel aus.

Von meinem Nebenjob in der Bahnhofsbuchhandlung berichtete ich ihm auch, jetzt, wo ich schon dabei war. Früher hatte ich während meiner Schichten immer Zeitung gelesen, aber seitdem Egon so krank war, kam es mir so vor, als gäbe es nur schlechte Nachrichten auf der Welt, und dafür hatte ich keine Kapazitäten mehr, also las ich hauptsächlich Fachzeitschriften über Themengebiete, die nichts mit mir zu tun hatten, etwa über Astronomie oder Gärtnern. Aber leider musste ich dann oft feststellen, dass es dennoch etwas mit mir zu tun hatte. Zum Beispiel hatte ich letztens in einer Wissenschaftszeitschrift gelesen, dass das Weltall pro Sekunde um siebzig Kilometer anwuchs. Seitdem musste ich oft daran denken, dass wir ja alle nur auf einem kleinen blauen Planeten durch ein expandierendes Universum trieben. Und dann fragte ich mich immer: *Wenn sich das Weltall ausbreitet, wohin breitet es sich aus? Was ist die Grenze, in die es hineinragt?*

»Das ist ja krass«, sagte der Mann.

»Ja, krass, oder?«, wiederholte ich.

Kathleen sagte: »Ich bin mir wirklich nicht sicher, ob ihr das richtig verstanden habt. Lest das lieber noch mal nach.«

Ich lehnte mich zurück. Ein paar E-Scooter standen neben uns auf dem Gehweg; aus der Ferne konnte man das dumpfe Grollen eines Flugzeugmotors hören.

Der Stadtteil, in dem Lola wohnte, war nah an der U-Bahn, nah an der Innenstadt, nah am Industriegebiet und nah am Park, irgendwie nah an allem, aber auch genau zwischen allem. Die Straße, in der ihre Wohnung lag, bestand fast ausschließlich aus Wohnhäusern, die um 1900 herum gebaut worden waren, mit vereinzelten Cafés, die vegane Kuchen und handgerösteten Kaffee anboten.

In Lolas Stadtteil war es immer friedlich, und wenn jemand einen anrempelte, konnte man davon ausgehen, dass die andere Person sich entschuldigte. Bei Kathleen und mir brüllten sich abends oft irgendwelche Leute an, und manchmal saßen Teenager auf den Eingangsstufen der Häuser, telefonierten mit ihren besten Freund:innen und weinten.

Bevor ich mit Kathleen zusammengezogen war, hatte ich in einem Studentenwohnheim gelebt, in dem die Wände dünn wie Papier gewesen waren und alle ständig meinen Namen vergessen hatten, weil man mich fast nie gesehen hatte und ich entweder an der Uni, auf der Arbeit oder bei Egon gewesen war. Wenn wir uns doch einmal auf dem Gang begegneten, hielten sie mir die Hand zur Begrüßung hin und sagten: »Hey, wohnst du auch hier? Ich studiere XY, und du?«

Ich fand es ein bisschen deprimierend, ständig von Neuem meinen Namen sagen zu müssen, aber ehrlich gesagt hatte ich mich dort sowieso nicht wohlgefühlt: Es waren zu viele Leute, ein ständiges Kommen und Gehen, eigentlich kein Wunder, dass sich niemand merken konnte, wer ich war. Ich war jetzt im dritten Mastersemester. Meinen Bachelor hatte ich in einer anderen Stadt gemacht, dann war ich wegen Egon zurückgekommen.

Ich sah nach oben: ein einzelner weißer Kondensstreifen neben dieser riesigen Gewitterwolke, blinkende Flugzeuglichter, Häuserdächer, Schornsteine.

Lola sah meinen Blick und drehte sich zu Kathleen: »Bald soll es wieder Polarlichter geben, dann müssen wir uns unbedingt treffen und Fotos machen!«

»Polarlichter, ja, das wäre schön!«, sagte Kathleen. »Ich schaue gerade, ob man hier diese Starlink-Satelliten sieht. Sieht man die nicht manchmal?«

»Starlink – das ist doch dieses 5G-Zeug von Elon Musk, das aussieht wie eine Lichterkette am Himmel, oder?«, fragte Lola.

Aus unerfindlichen Gründen fand ich die Vorstellung gruselig. Vielleicht verband mein Gehirn »Starlink« sofort mit »Weltraumschrott«. Ich sah schon alles in der Atmosphäre verglühen. Vielleicht lag es aber auch daran, dass hoch über uns Satelliten schwebten, Tag und Nacht. Mir stellten sich die Nackenhaare auf, obwohl es so warm war. »Das hat mir gerade noch gefehlt«, sagte ich. »Sieht man das immer? Oder nur manchmal?«

»Keine Sorge, das sieht man fast nie«, sagte der Mann.

»Okay, gut, Gott sei Dank.« Ich nahm Kathleen den Joint aus der Hand, machte zwei tiefe Züge und schloss die Augen. Jetzt fühlte sich mein Denken wattig an, als könnte mir nichts passieren, weil in meinem Kopf alles ausgepolstert war.

Irgendjemand nahm mir den Joint wieder aus der Hand. Ich öffnete die Augen, um mich zu beschweren, überlegte es mir aber in letzter Sekunde anders. Es war die Anstrengung nicht wert. Ich setzte mich auf den Bordstein und ließ mich mit dem Rücken auf den Asphalt sinken. Der Boden war immer noch warm von der Sonne, und die Gewitterwolke war in der Zwischenzeit noch größer geworden und sah leicht überheblich aus. Die anderen redeten weiter.

»Kann ich den Joint noch einmal haben?«, fragte ich und streckte eine Hand nach oben. Als niemand darauf reagierte, ließ ich die Hand wieder sinken.

Der Himmel über mir war hoch wie eine Kathedrale. Ich stellte mir vor, nach oben zu schweben und mich gleichzeitig im Raum auszubreiten. Je höher ich kam, desto dunkler wurde es; die Dächer der Stadt wurden immer kleiner, die Lichter flossen auf der Autobahn gleichmäßig dahin, ich sah die Krümmung der Erde und die Erdatmosphäre.

Ich schüttelte den Kopf, versuchte, die Bilder loszuwerden und mir vorzustellen, wie ich langsam und geordnet wieder nach unten glitt, aber meine Vorstellungskraft hing an der Erdatmosphäre fest, ich hatte keine Kontrolle mehr über sie. Um mich herum war viel zu viel frei schwebendes Schwarz. Ich war die einsamste Person der ganzen Welt.

2

»Seid ihr noch da?«, rief ich. Die anderen standen weiterhin zusammen und redeten. Ich konnte sie sehen, aber den Abstand zu ihnen nicht einschätzen.

»Du siehst uns doch«, sagte Kathleen und verdrehte die Augen.

»Kommst du bitte?«, rief ich.

»Komm doch selbst. Bin ich deine Dienerin?«

»Mir ist so schwindelig wegen der Erdatmosphäre«, murmelte ich.

»Wegen der *was*?«, fragte Kathleen. »Was hast du gerade gesagt?« Sie beugte sich zu mir herunter. »Schau mich mal an. Alles in Ordnung bei dir?«

Ich schüttelte den Kopf. »Ich sehe so komische Bilder«, flüsterte ich.

»Siehst du die wirklich? Oder denkst du nur, dass du sie siehst?«

»Ich habe Angst«, sagte ich, und Kathleen sagte, ich solle mir keine Sorgen machen, das sei nur ein kleiner Horrortrip, das könne jedem mal passieren.

Sie brachten mich in ein Zimmer, in dem ein Bett stand, vermutlich Lolas Schlafzimmer. An den Wänden hingen drei gerahmte Bilder, die Lola mit breitem Strohhut am Strand oder neben einem kleinen weißen Hund zeigten. Der Hund hatte auf jedem Foto den Mund leicht geöffnet und zeigte seine untere Zahnreihe, was fast so aussah, als würde er lächeln. In der Ecke stand ein Spiegel, an dessen Ecke Perlenketten hingen.

»Los jetzt, hinlegen!«, befahl Lola, und Kathleen sagte: »Sei doch nicht so grob mit ihr.«

Ich wollte nicht am Spiegel vorbeigehen, weil ich plötzlich befürchtete, dass ich eventuell kein Spiegelbild mehr haben könnte. Sicherheitshalber schlug ich auf dem Weg zum Bett einen Bogen. Mein Körper war so schwer, dass ich metertief in die Matratze einsank, und sobald ich die Augen schloss, war ich wieder umgeben von schwarzem Weltall. »Seid ihr noch da?«, rief ich erneut.

»Schhhh!«, machte Kathleen in meine Richtung. Dann sagte sie zu den anderen: »Jemand sollte bei ihr bleiben.«

Kurz verhandelten sie, wer diese Rolle übernehmen sollte. Lola sagte, sie müsse als Gastgeberin auf ihrer eigenen Feier schon präsent sein, und der Mann bot an, er könne das sehr gern übernehmen: »Ich weiß aber nicht, ob das bei ihr so gut ankommt. Wir haben uns ja eben erst kennengelernt, und vielleicht fühlt sie sich unwohl, wenn nur ich –«

»Okay, verstehe den Punkt«, unterbrach Kathleen seine Ausführungen, und ich fragte: »Was ist, wenn Elon Musk jetzt plötzlich kommt?«

»Mann, wo soll der denn jetzt plötzlich herkommen?«, rief Lola.

»Oder eine Drohne von ihm«, sagte ich.

»Schhhh«, machte Kathleen wieder.

»Kannst du mir deine Hand geben?«, fragte ich.

Wortlos legte Kathleen ihre Hand in meine; sie war klein und weich und schmiegte sich perfekt an.

»Wie lange dauert das jetzt, Kathleen?«, fragte ich.

»Woher soll ich das wissen?«, sagte sie genervt.

Eine Weile hörte ich sie und den Mann noch im Zimmer reden. Erst sprachen sie über Algorithmen und Desinformation, dann beschwerten sie sich über die Hitze und googelten das Wetter von Städten, von denen sie annahmen, dass es dort ganz sicher wärmer war als bei uns: Athen, Istanbul, Texas City, aber sie lagen oft falsch, und es war dort entweder gleich warm oder sogar kälter.

Ich hatte das Gefühl, mich im Inneren eines Kaleidoskops zu befinden. Ständig schob sich irgendetwas vor meine Wahrnehmung, und es gab keinen Ausgang, nur bunte Glasscherben, die sich zu keinem Ganzen zusammenfügen ließen. Ich versuchte, meine Füße in die Matratze zu stemmen, um die Schwerkraft deutlicher zu spüren – so hatte uns das die Frau in dem Yoga-Video heute Nachmittag gezeigt –, und tatsächlich meinte ich, langsam wieder aus dem Universum oder von der Zimmerdecke herunterzusinken, allerdings ohne irgendwo anzukommen, ich sank einfach nur.

Plötzlich merkte ich, dass ich kotzen musste. Ich hatte keine Zeit mehr, irgendwie zu reagieren, ich lehnte mich einfach aus dem Bett und übergab mich auf Lolas Boden. Währenddessen dachte ich darüber nach, ob das hier das Leben war oder nur ein Ausnahmefall oder ob ich irgendetwas falsch verstanden hatte.

»Shit«, sagte Kathleen.

Der Mann sprang auf und hielt mir die Haare aus dem Gesicht. Ich atmete schnell durch den Mund und sah absichtlich nicht nach unten.

Kathleen versuchte, mich ins Bad zu bringen, aber es war besetzt, also schob sie mich nach draußen, weil sie meinte, es sei besser, wenn ich in einen Busch kotzte als noch mal auf Lolas Parkett.

Kathleen und der Mann hielten mich zwischen sich, doch sobald wir auf der Grünfläche vor Lolas Haus waren, kniete ich mich hin, stützte den Kopf in die Hände und schloss die Augen. Die Luft roch nach Erde und nassem Gras. Die Übelkeit kam in Wellen, und ich hoffte, wenn ich mich nur genug darauf konzentrierte, nicht zu kotzen, könnte ich es vielleicht stoppen.

»Geht's wieder?«, erkundigte sich der Mann.

»Wo ist Kathleen?«, fragte ich, und er sagte, sie sei wieder hochgegangen, alles aufwischen, bevor Lola sauer werde.

»Was war in diesem verdammten Gras drin? Ich check's nicht«, sagte ich, und dann musste ich mich wieder übergeben.

Dieses Mal legte er eine Hand auf meinen Rücken, mit der anderen strich er meine Haare zurück, wenn sie mir ins Gesicht fielen. Als ich fertig war mit Kotzen, rollte ich mich ein paar Meter weiter, und erneut spürte ich seine Hand zwischen meinen Schulterblättern.

Mir war, als breite sich ausgehend von seiner Hand etwas sternförmig in mir aus. Seine Finger rannen durch meine Haare wie Wasser; ich wusste nicht mehr, wo ich anfing und wo ich aufhörte. Plötzlich traute ich mich nicht mehr, mich zu bewegen, und versuchte sogar, so leise wie möglich zu denken, dass ich dieses Gefühl gern öfter haben würde – nirgendwo anzufangen und nirgendwo aufzuhören.

»Danke«, sagte ich schließlich und richtete mich auf, und der Mann sagte: »Für was?«

»Wie geht's dir jetzt?«, schob er dann nach, ich sagte: »Ich glaube, ich geh mal rauf, meine Sachen holen.«

Als ich versuchte aufzustehen, merkte ich, dass mir dazu zu schwindelig war, und setzte mich wieder hin. Aus der Ferne hörte ich Donnergrollen. Einige Plastikverpackungen und vertrocknete Blätter wurden von einer Windböe erfasst und zu mir herübergeweht. Am Horizont zuckten in kurzer Abfolge schwache Lichter hinter den Wolken auf. Plötzlich sah ich neben mir ein Stück Papier, das senkrecht Richtung Himmel flog, als würde es von einer unsichtbaren Hand vorsichtig nach oben gehoben.

Dann kam der erste größere Blitz, Hunderte Meter gezacktes Licht. Alles wurde mit einem Schlag hell. Der Wind wurde immer stärker. Er setzte plötzlich ein und hörte ebenso plötzlich auf, immer wieder, bis er blieb. Ich konnte richtig spüren, wie über mir die Luftmassen ausgetauscht wurden, meterhohe Luftsäulen, die mich streiften, obwohl ich auf dem Boden lag.

Es begann zu regnen, erst vereinzelte Tropfen, dann immer mehr. Innerhalb weniger Sekunden war ich komplett durchnässt. In meinen Ohren rauschte es, ich wusste nicht, ob vom Regen oder von mir selbst, oben und unten waren für einen Moment völlig austauschbar geworden, ich war mir nicht einmal mehr sicher, ob Egon schon gestorben war oder erst sterben würde, ob wir uns jahrelang gekannt hatten oder nur ein paar Sekunden, ob Liebe alles überleben würde oder gar nichts, ob mein Leben nach diesem Sommer weitergehen würde und, falls ja, wie. Es blitzte wieder und donnerte gleich darauf, so laut, dass mein Brustkorb vibrierte und ich mir instinktiv die Ohren zuhielt.

Der Mann hielt mir die Hand hin, um mich hochzuziehen.

Ich nahm die Hände von den Ohren und sagte: »Geh ruhig rein, ich bleibe noch ein bisschen.«

»Glaubst du, ich lasse dich jetzt hier halb tot im Gewitter liegen?«

»Ich bin nicht halb tot«, sagte ich.

»Komm bitte einfach.«

»Du musst nicht auf mich aufpassen. Geh einfach rein, wir sehen uns später, ja?«

»What the fuck?«

»Ich brauche das jetzt!«, rief ich. »Geh einfach hoch!«

»Was?«, rief er zurück. Das Rauschen des Regens war mittlerweile so laut, dass er ganz nah an mein Gesicht kommen musste, um mich zu verstehen.

»Ich brauche das jetzt!«, wiederholte ich, und da sagte er, mit einem Mal ganz ruhig: »Okay.« Er ging nicht einmal zurück zum Hauseingang, sondern blieb bei mir auf der Grünfläche sitzen.

Das Rauschen kam mittlerweile von allen Seiten gleichzeitig. Ich sah den Tropfen dabei zu, wie sie von meinem Unterarm abperlten. Einmal spiegelte sich ein Blitz in einem Wassertropfen, und mir schien es, als wäre ich gerade sehr nah dran an allem: an der Zerstörung und an dem, was auf die Zerstörung folgen würde. Die Bäume bogen sich im Wind. Irgendwann wurde ich von herabfallenden Zweigen getroffen, und ich vergrub den Kopf zwischen meinen angewinkelten Beinen. Dann war es plötzlich vorbei. Alles war ganz still. Der Mann und ich blickten nach oben.

Das Leuchten hinter den Wolken ging unvermindert weiter, aber es hatte aufgehört zu regnen. Ich konnte genau den Abstand spüren, den ich zum Körper des Mannes hatte. Es gab mir ein gutes Gefühl, dass er immer noch da war. Das Gewitter war weitergezogen. In der Luft lag dieser Geruch von nassem Asphalt, den es nur im Sommer gab, und obwohl der Regen alles abgekühlt hatte, fühlte meine Haut sich immer noch heiß an, als hätte sie die Hitze des Tages gespeichert und gebe sie nur langsam wieder ab.

Neben mir bewegte sich der Mann. Er tat es ganz vorsichtig, als wollte er überprüfen, ob noch alles an ihm dran war. Von meinen Haaren liefen langsam Wassertropfen in meinen Nacken, und gerade, als ich irgendetwas sagen wollte – so etwas wie »Alles in Ordnung bei dir?«, aber cooler, vielleicht in einem Witz verpackt –, kam Kathleen mit zwei Regenschirmen in der Hand aus dem Haus und sah sich suchend um. Der Mann stand sofort auf und hielt mir erneut die Hand hin. Dieses Mal griff ich nach ihr, sie war nass und kräftig und zog mich nach oben.

»Mann, wieso habt ihr euch nicht untergestellt?«, sagte sie. »Lola will doch jetzt noch Fotos machen.« Sie spannte hektisch einen Schirm auf, schien erst da festzustellen, dass es gar nicht mehr regnete, und klappte ihn wieder ein.

Wir gingen zurück in die WG. Im Wohnzimmer stand Lola umgeben von einer Traube von Freund:innen, denen sie gerade etwas auf ihrem Handy zeigte. Als sie uns sah, glitt ihr Blick über Kathleen und mich hinweg und blieb an dem Mann hängen. Mir war nicht mehr so schwindelig, und ich hatte das Gefühl, wieder besser denken zu können als vorhin, und doch war die Realität noch nicht ganz greifbar für mich, und es war viel zu hell und stickig in der WG.

»Wie heißt du eigentlich?«, fragte ich den Mann.

»Jakob«, sagte er. »Und du?«

»Romy.«

»Romy«, wiederholte er. »Ach so, daher kommt der Name für dein ›Restaurant‹? ›Restaurant Romy‹?«

Ich schaute darauf, wie sich seine Lippen beim Sprechen bewegten – und plötzlich hörte ich Egons Stimme, wie er meinen Namen sagte. In derselben Sekunde tauchte seine schlaffe weiße Hand vor meinem inneren Auge auf, und ich war wieder mit ihm im Krankenhaus. Die Szene von heute Nachmittag passierte für mich einfach noch einmal.

Wandernde Lichtflecken auf der Bettwäsche von der Sonne, die durchs Fenster hereinscheint; Egons Hand sieht ganz weiß aus auf dem hellen Stoff, eine wulstige blaue Ader an seinem Arm zuckt ab und zu. Die Luft steht still, es gibt keine Klimaanlage. Was, wenn dieses verdammte Wetter an allem schuld ist?, *denke ich.* Was, wenn es ihm einfach zu heiß ist, wenn sein Herz nicht mehr mit diesen Hitzewellen klarkommt?

Ich nehme eine Zeitung vom Vortag und wedle ihm Luft zu.

»Könntest du nachher noch mal in meiner Wohnung vorbeischauen?«, fragt Egon. »Falls Zausel kommt. Er war heute noch nicht da, gestern auch nicht. Sonst hat er nachher zwei Tage gar nichts gefressen.«

Zausel ist seine Lieblingstaube. Sie heißt so, weil sie unter dem Schnabel immer ein wenig zerzaust ist, so, als hätte sie ein leichtes Doppelkinn und jemand hätte die Federn darüber verwuschelt. Als wir sie fanden, hatte sie eine blutige Verletzung vorn an der Brust. Egon und ich fingen sie gemeinsam und untersuchten sie, aber die Wunde hatte schon zu heilen begonnen, und wir sprühten nur Wunddesinfektion darüber und ließen die Taube dann wieder frei.

Erstaunlicherweise nahm sie es uns überhaupt nicht übel, dass wir sie gefangen hatten, sondern kam nach einer kurzen Schrecksekunde, in der sie auf das gegenüberliegende Dach flog, zu uns zurück. Das ist ungewöhnlich für eine Taube. Aber auch, wie Zausel ansonsten drauf ist, ist besonders. Zausel verhält sich sauber, diskret und selbstbewusst. Zum Beispiel geht er fast nie aufgeregt vor dem Fenster auf und ab, sondern schaut nur bewegungslos mit durchdringendem Blick zu uns hinein, als würde er uns telepathisch eine Botschaft schicken und sei sich sicher, dass sie auch ankommen wird. Er hat eine Art Würde an sich, dass man es sich mit dieser Taube nicht verscherzen möchte.

Nur, wenn andere Tauben da sind, die sein Futter fressen, verliert er die Contenance: beginnt vor Neid, am ganzen Körper zu zittern, sodass seine Schwanzfedern mitwippen, und produziert ein tiefes, kehliges »HUH«, das klingt wie ein nervöses Hüsteln von jemandem, der jemand anderen unterbrechen will. »HUH« ist ein Ausdruck der Missbilligung bei Tauben.

Insgeheim denke ich, dass Zausel ja wohl zwei Tage ohne Futter überstehen wird, aber um Egon einen Gefallen zu tun, nicke ich und sage: »Klar füttere ich Zausel.«

In Egons Augen sehe ich kurz Freude darüber aufleuchten, dass seine Taube auch heute ordentliches Futter bekommen wird. Er bestellt immer säckeweise Taubenfutter, das er sich extra liefern lässt: mit getrocknetem Mais und Erbsen, Weizenkörnern und anderen Körnern, die ich nicht zuordnen kann, aber insgesamt sehen sie ziemlich gesund aus.

»Du, Egon«, sage ich. »Ich wollte dir noch was sagen. Ich …«

Mir schnürt es den Hals zu. Was ich sagen will, klingt nach Abschied. Es klingt wie das Fazit meines Lebens, seines Lebens, und wenn ich es sage, wird ihm klar werden, dass ich Angst habe, dass er sterben könnte.

Die Muskeln in meinen Beinen spannen sich an; meine Hände werden warm und schwitzig, in meinen Adern reine Energie, die durch mich durch pulsiert. Ich muss hier raus, *denke ich, aber ich will gleichzeitig auch bleiben. Ich bleibe, für Egon. Aber jetzt, wo ich angefangen habe zu reden, muss ich es auch irgendwie zu Ende bringen.*

Die erstbeste rhetorische Umleitung, die mir einfällt, ist: »Was ich dich fragen wollte, Egon … Hast du eigentlich heute schon was gegessen?«

Er sieht so ertappt aus, dass ich sofort wütend werde, ohne es zu wollen. Natürlich hat er wieder nichts gegessen. Sobald ich nicht aufpasse, isst er entweder gar nichts oder dieses verdammte Spritzgebäck. Ich komme gar nicht auf die Idee, dass ihm nach einem Herzinfarkt vielleicht nicht nach essen zumute sein könnte, aber ich habe mit so etwas ja auch keine Erfahrungen, auf die ich zurückgreifen könnte.

Hektisch beginne ich auszupacken, was ich mitgebracht habe: belegte Brote mit Salami und Käse, Dattelriegel, eine Avocado, zwei Äpfel, eine Zeitschrift mit Kreuzworträtseln. Ich habe daheim einfach alles, was wir gerade dahatten, in meine Tasche gestopft.

Egon sieht mir dabei zu, wie ich alles auf seinem Nachttisch auftürme. Die Avocado rollt auf den Boden, ich sage: »Entschuldigung«, dann nehme ich einen Apfel, wasche ihn am Waschbecken ab, trockne ihn mit meinem T-Shirt und lege ihn auf Egons Bett.

»Isst du das bitte?«, sage ich. Es ist eine Frage, klingt aber wie ein Befehl. Ich bemerke es selbst, aber ich bin schließlich für Egons Ernährung verantwortlich.

Egon blickt auf den Apfel und dann wieder auf mich. »Was passiert, wenn ich den Apfel nicht esse?«

»Dann bin ich echt sauer auf dich«, sage ich.

»Okay, habe verstanden.« Betrübt blickt er auf den Apfel, dann führt er ihn zum Mund, beißt ein winziges Stückchen ab und kaut ewig darauf herum.

»Warte, ich schneide ihn dir«, sage ich, nehme ihm den Apfel wieder ab und teile ihn mit meinem Taschenmesser in vier kleinere Stücke. Mühsam isst er einen Apfelschnitz, dann sagt er: »Martha, bitte lass mich einfach, ich kann wirklich nicht mehr.«

Jegliche Kraft rinnt mir aus den Fingern. Seine Frau, meine Oma, hieß Martha. Er hat mich noch nie mit ihr verwechselt. Plötzlich fühle ich mich so verloren, als sei ich die falsche Person zur falschen Zeit am falschen Ort; als würde mich niemand kennen. Er merkt nicht, dass er sich versprochen hat, und ich will ihn nicht korrigieren. Ich bin ganz allein mit ihm in diesem Zimmer. Ich kann ihn nicht einmal dazu bringen, ein winziges Stück Apfel zu essen. Ich muss irgendetwas machen, aber ich habe keine Ahnung, was.

Mein Herz schlägt bis in die Stirn, bis in die Fingerspitzen. Ich nehme seine Hand, sie fühlt sich warm und schwer und echt an. Kurz darauf schläft Egon ein, die drei Apfelschnitze immer noch vor sich, ich lege sie vorsichtig auf den Nachttisch. Was, wenn es das letzte Mal ist, dass ich ihn sehe?, denke ich, und in diesem Moment spüre ich es richtig körperlich: dass die Zeit einen Riss bekommen hat, der sich immer weiter vergrößern wird.

Lola winkte uns zu sich. Sie stand genau in der Mitte ihrer Gäste und genau zwischen Jakob und mir; in der Hand hielt sie so eine Art Selbstauslöserapparat. Wir blickten in ihr Handy, dahinter hatte sie sogar ein Ringlicht aufgebaut, Lola wusste wirklich, wie man Fotos macht. Auch ihr Instagram-Feed sah stets perfekt ausgeleuchtet aus, ihre Wangenknochen kamen immer sehr gut rüber. Lola beim Kaffeetrinken, Lola beim Shoppen, Lola am Meer – das Licht schien jederzeit so, dass Lola genau richtig darin aussah.

»Fünf, vier, drei …« Sie zählte die Sekunden runter zu dem Moment, an dem wir fröhlich schauen mussten. Ich riss die Augen auf und lächelte und fragte mich, ob mir eigentlich noch ein Zweig im Haar hing und wie nass und bekifft ich wirklich aussah. Aber wenn ich darüber schon nachdenken konnte, war ich anscheinend nicht mehr bekifft genug.

Danach löste sich die Gruppe um Lola langsam auf. Kathleen und Jakob blieben bei mir stehen und sahen mich mit einer Mischung aus Sorge und Vorsicht an, als müssten sie bei mir erst einmal die Lage checken. Erst da wurde mir bewusst, dass ich meinen Horrortrip ja gar nicht allein erlebt hatte, auch wenn es sich so angefühlt hatte. Mir wurde so heiß, dass mir Schweißperlen den Rücken hinunterliefen.

»Ich gehe dann mal«, sagte ich.

Ohne mich noch einmal umzudrehen, ging ich in die Küche. Mein Rucksack stand noch immer in der Ecke, wo ich ihn abgestellt hatte. Als ich ihn mir gerade über die Schultern warf, kam Kathleen ins Zimmer.

»Sicher, dass ich dich nicht begleiten soll?«, fragte sie, ich sagte: »Ganz sicher.«

»Aber was ist, wenn Elon Musk plötzlich kommt?«, fragte Kathleen. Sie grinste, und ich sagte nur: »Tut mir echt leid wegen vorhin.«

»Kein Problem, du warst ziemlich amüsant«, sagte Kathleen.

Ich wollte einfach nur noch weg, und zwar schnell. Deswegen winkte ich kurz in die Runde, anstatt jeden einzeln zum Abschied zu umarmen. Die meisten bemerkten es gar nicht, nur Lola und Jakob hoben langsam die Hand zum Gruß, aber ich wandte den Blick ab, bevor sie etwas sagen konnten.

Ich drehte mich um, schloss die Tür hinter mir, und dann fing ich an zu laufen, immer schneller, Treppenhaus, Straßen, Pfützen und Baustellenabsperrungen glitten an mir vorbei, ich drehte ab in Richtung Industriegebiet, vorbei am KFC, an Casinos und geschlossenen Supermärkten, an beleuchteten Snack-Automaten, die ebenso random in der Stadt verteilt waren wie die E-Scooter. Die Straßenbeleuchtung schwankte im Wind, mal wurde es dunkler, mal heller, jetzt sah ich schon die Gleise entlang des Bahnhofs. Hier gab es fast kein Licht, die Schienen lagen im Dunkeln, die Stadt leuchtete in der Ferne, die Bäume über mir rauschten leise im Wind, und neben dem Weg wuchsen Disteln und Getreide, das bei Tag so absurd golden war wie in einer Müsliwerbung. Ich war genauso allein, wie ich mich fühlte.

Am Bahnhof ging ich wie ferngesteuert zu der Übersichtstafel, die die abfahrenden Züge anzeigte, ganz so, als wollte ich zu meiner Mutter fahren. Doch das wollte ich gar nicht, meine Augen suchten einfach von ganz allein nach ihrem Wohnort.

Ich verließ das Bahnhofsgebäude wieder, der Himmel hing tiefbewölkt über der Stadt, und ich konnte kein einziges Wort mehr über mich sagen, das wahr gewesen wäre. Meine Wangen fühlten sich taub an. Ich ging so schnell durch die Stadt, als wäre ich mit irgendjemandem verabredet oder würde nach irgendetwas suchen, aber es wartete niemand auf mich, und ich wollte auch auf niemanden mehr warten, weil es immer so enttäuschend war zu warten und niemand kam.

Erst hinter Evas Beautysalon blieb ich stehen. In einem Erker der Jahrhundertwende-Fassade saßen wie immer die zwei grauen Tauben, die genau über dem Firmenschild wohnten. Sie hatten versucht, aus ein paar Zweigen ein Nest zu bauen, doch alles war wieder heruntergefallen, und seitdem saßen und schliefen sie direkt auf dem Stein, unbemerkt von der Welt. Die Tauben schmiegten sich eng aneinander, die Farbe ihrer Augenlider changierte zwischen Hell- und Dunkelgrau, ihr Atem ging gleichmäßig. Niemand außer mir hatte sie gesehen oder würde sie jemals sehen (zumindest stellte ich mir das so vor). Die Tauben wirkten immer sehr ruhig. Sie flogen in ihren Erker, bevor es dunkel wurde, und chillten dort noch eine Weile, bevor sie schliefen.

Ich fragte mich, wie es sein musste, wenn man sein Leben mit jemandem teilte, mit dem man nie auch nur ein einziges Wort gewechselt hatte, dessen Körperwärme man aber durch die Federn hindurch spürte.

Eine Weile stand ich da und beobachtete sie. Ich hätte die Tauben gern mit meinem Handylicht angeleuchtet, um sie besser sehen zu können. Aber ich wollte sie nicht aufwecken, also versuchte ich, ihre Atemzüge im Dunkeln zu erahnen, und je länger ich dort stand, desto mehr verselbstständigte sich der Augenblick und wurde zu etwas Eigenem mit einem scharf umgrenzten Rand.

Ich bin einfach nur jemand, der Tauben beobachtet, dachte ich, und dann dachte ich übergangslos: *Wenn Egon stirbt, ist niemand mehr da, der sich an meine Kindheit erinnert.*

Erst als ich wenig später bei geöffnetem Fenster auf meinem Bett lag und die von der Straße hereinwandernden Lichtflecken an der Wand betrachtete, fiel mir siedend heiß ein, dass ich ja Zausel gar nicht gefüttert hatte, so wie ich es Egon versprochen hatte. Nach dem Krankenhaus war ich einfach zurück in die WG gefahren. Ich hatte seine Lieblingstaube einfach vergessen.

»Du kannst wirklich gar nichts, Romy!«, sagte ich laut. »Dein Leben ist so durcheinander, du bekommst einfach überhaupt nichts hin. Du bist eine totale Enttäuschung für alle, die dich kennen. Du bist –« Aber bevor ich mit meinem selbstdestruktiven Loop weitermachen konnte, kam von draußen ein kühler, durchlässiger Lufthauch; er fuhr über meine Haut, als sei er nur für mich gemeint, und ich schloss reflexhaft die Augen.

3

Am nächsten Morgen auf dem Weg zum Krankenhaus überlegte ich, ob es Kathleen peinlich gewesen war, dass ich so oft nach ihr gefragt hatte. Dann stellte ich mir die Frage anders: War es mir selbst peinlich?, und die Antwort darauf lautete Ja. Ich hatte an ihr geklebt wie eine Klette. *Uncool.* Natürlich war das alles wegen des Joints passiert, was auch immer da genau passiert war, aber wieso sollte man mit einer Person befreundet sein wollen, die die ganze Zeit verzweifelt war und Eins-zu-eins-Betreuung von einem forderte? *Zutiefst uncool.*

Kathleen war Autonomie wichtig. Sie hatte mir von ihren Solo-Interrail-Urlauben in Italien und Frankreich erzählt. Sie war stolz darauf, dass sie allein reiste und unterwegs nur dann Leute kennenlernte, wenn ihr danach war. Gleichzeitig war Kathleen aber auch sehr fürsorglich. Als ich einmal krank gewesen war, hatte sie mir Tee gemacht, und zwar eine Sorte, von der sie wusste, dass ich sie mochte.

»Wow, du hast es dir gemerkt!«, hatte ich gerührt gesagt, und Kathleen hatte gefragt: »Was gemerkt?«

»Dass ich diesen Vanille-Tee am liebsten mag.«

»Ja?«, hatte Kathleen verwirrt gesagt. »War jetzt nicht *so* schwierig, sich das zu merken, oder?« Dann hatte sie gesagt: »Na ja, dann noch gute Besserung«, und war aus dem Zimmer gegangen. Sie wusste nicht, dass ich es nicht gewohnt war, dass sich jemand merkte, was ich mochte. Als ich noch bei meiner Mutter gewohnt hatte, hatte sie mir immer nur Pfefferminztee gemacht, wenn ich krank war, obwohl ich diese Sorte hasste. Sie hatte einfach so viel zu tun, dass sie sich nur die wichtigen Dinge merken konnte.

Aber Kathleen kannte mich gut, und ich glaube, deswegen wollte ich sie gestern bei mir haben.

Du solltest sie in Ruhe lassen, dachte ich. *Mehr Space.* Dann musste ich sofort an SpaceX denken und daran, wie betroffen mich gestern alle angestarrt hatten; dass ich offenbar wirklich Angst gehabt hatte, Elon Musk zu begegnen. *Mehr Raum!,* dachte ich wütend. *Du solltest ihr mehr Raum geben.*

Es war ein sonnenklarer Morgen, keine Wolke am Himmel, keine Spur mehr von Gewitter. Die Sonne schien schon wieder so heiß, dass meine Haare warm waren und einen sanften Geruch nach Shampoo verströmten, den ich sonst nur an anderen wahrnahm. Auf meinem Gepäckträger hatte ich eine schwere Tragetasche mit Essen, und als ich an einer Ampel stehen bleiben musste, holte ich mein Handy hervor, um nachzusehen, ob mich die Nummer von heute früh noch einmal angerufen hatte.

Hatte sie aber nicht. Ich hatte den Anruf gar nicht mitbekommen, weil ich noch geschlafen hatte, und als ich ihn später sah, dachte ich sofort: *Scam.* Mittlerweile war ich mir nicht mehr so sicher. Was, wenn es das Krankenhaus gewesen war?

Ganz ruhig, Romy, beschwor ich mich. *Es ist unwahrscheinlich, dass sie von einer Handynummer aus anrufen. Außerdem bist du jetzt sowieso schon auf dem Weg.*

Autos fuhren schnell an mir vorbei, die Ampel war immer noch rot, ich spürte richtig, wie die Zeit verging, und plötzlich bekam ich Angst, dass ich zu spät zu Egon kommen könnte, dass alles schon zu spät war.

Aus einer Übersprunghandlung heraus öffnete ich Instagram und sah mir die Bilder an, die Lola in ihrer Story von der Feier gepostet hatte. Es waren sehr ästhetische Fotos, und wenn man sie so ansah, hätte man denken können, dass wir hochphilosophische Gespräche geführt und dabei edle Weine getrunken hatten. Ich versuchte herauszufinden, ob man meinem Gesicht ansehen konnte, was früher am Abend passiert war oder ob Jakobs Körpersprache etwas über seine Haltung zu mir verriet. Allerdings konnte ich nichts aus seiner Mimik herauslesen. Er hatte einen sehr geraden, direkten Blick; ein paar nasse Haarsträhnen klebten auf seiner Stirn, und seine dunklen Augen waren von einem noch dunkleren Rand eingefasst. Ich überprüfte, ob er Lola folgte oder sie ihm, aber ich konnte ihn nirgendwo finden. Dafür hatte Lola einige Fotos in ihrer Story geteilt, die Freund:innen von ihr gestern Abend gemacht hatten: lächelnde Gesichter, gestikulierende Hände.

Ich klickte mich durch deren Profile, dann schaute ich mir die Storys meiner ehemaligen Kommiliton:innen aus meinem Bachelor-Studiengang an. Ich sah: Badeseen, Cocktailgläser vor Sonnenuntergängen, Barista-Art auf Cappuccinotassen, Haustiere, die kugeläugig in die Kamera blickten und glatt und edel wirkten.

Aber irgendwie fühlte ich gar nichts, als ich mich so durchklickte, und ich fragte mich, ob es eine spezifisch moderne Form von Einsamkeit war, am Leben von so vielen Menschen teilhaben zu können, ohne wirklich an irgendeinem anderen Leben teilzuhaben.

Kurz, bevor ich Egons Zimmer betreten konnte, fing eine Krankenschwester mich ab.

»Kommen Sie bitte kurz mit?«, fragte sie, aber es war keine Frage, sondern eine Anweisung.

Ich folgte ihr wortlos und mit klopfendem Herzen in einen kleinen Aufenthaltsraum am Ende des Gangs.

»Es sieht nicht gut aus bei Ihrem Großvater«, sagte sie, und ihre Worte zerfielen vor meinen Augen in viele bunte Partikel, die sofort aus dem Fenster schwebten. »Heute Nacht hat sich seine Herzfunktion stark verschlechtert.«

»Okay?«

»Wir können leider nicht mehr viel machen, vor allem, weil er ja in seiner Patientenverfügung festgelegt hat, dass er keine Wiederbelebung möchte.«

An meinem Rock hing eine helle Fluse, ich nahm sie zwischen meine Finger und ließ sie dann wieder los. Langsam und lautlos fiel sie auf den Boden.

»Sie sollten sich von ihm verabschieden.«

Jetzt, dachte ich. *Jetzt ist der Moment, in dem mein altes Leben vorbei ist.* Mein Herz schlug so heftig, dass ich am ganzen Körper zitterte.

»Er kann Sie noch hören«, sagte die Krankenschwester. Dann verließ sie das Zimmer, und ich saß da und umklammerte meine Hände und dachte: *Ich muss meine Mutter anrufen.* Aber ich schaffte es nicht. Ich wollte den Satz, den ich hätte sagen müssen, nicht sagen. Also schrieb ich ihn ihr als Textnachricht: *Es sieht nicht gut aus bei Egon. Willst du kommen?*

Er atmete plötzlich laut und unregelmäßig, und zwischen den einzelnen Atemzügen lagen so lange Pausen, dass ich unzählige Male dachte: *Jetzt. Jetzt stirbt er.* Aber dann holte er völlig überraschend doch wieder Luft, und ich erschrak.

Ich hatte das Fenster geöffnet: Die Bäume wiegten sich im Wind, Autos fuhren vorbei. Alles, was ich Egon gern gesagt hätte, steckte tief in mir drin fest; ich hätte mich aufschneiden müssen, um es ihm zu sagen, und ich hasste mich dafür, dass es so tief in mir feststeckte, ich hasste es, dass das Einzige, was ich sagte, war: »Ich habe die Speisekarte für nächste Woche dabei, Egon«, denn bei dem, was ich ihm eigentlich hätte sagen wollen, hätte ich garantiert geweint. Ich hasste es, dass ich ihm die Speisekarte neben das Bett legte, als ob das jetzt noch wichtig wäre; ich hasste es, dass die Zeit verging und dass das bedeutete, dass ich Egons Atem irgendwann nicht mehr hören würde. Auf der anderen Seite wünschte ich es ihm und mir, dass es endlich vorbeiging. In diesem Zwischenland zwischen Leben und Tod zu sein, stellte ich mir als das Schlimmste vor. Und trotzdem hasste ich mich auch für diesen Gedanken: dass ich ihm, Egon, der wichtigsten Person in meinem Leben, den Tod wünschte.

Es hing eine merkwürdige Stimmung im Raum – als würde jede Sekunde zählen und Zeit trotzdem überhaupt nicht existieren. Die Sonne fiel ins Zimmer, ich musste plötzlich daran denken, dass es dieselbe Sonne war wie vor Jahrmilliarden und in Jahrmilliarden wahrscheinlich auch noch, wie krass, seit so vielen Jahren dieselbe Sonne.

Irgendwann hörte sein Atem auf, wirklich auf, und setzte nicht wieder ein. Mir wurde ganz warm, und in diesem Moment schien mir, als würde alles gleichzeitig passieren, als wäre alles gleichzeitig da, als wäre Egon überall. Tränen liefen mir die Wangen herunter, und trotzdem war ich wie geblendet von dieser Gleichzeitigkeit. Das Gefühl, dass man so viel rückgängig machen konnte, aber das hier nicht.

Ich wollte nicht hierbleiben, aber ich wollte bei ihm sein, ich wollte nicht nach Hause, ich glaube, ich wäre gern an einem anderen Ort zu einer anderen Zeit gewesen. Ich wollte hierbleiben, aber ich musste hier weg, ich schlug Egons Zimmertür hinter mir zu, rannte durch die Gänge nach draußen und stieg auf mein Fahrrad.

Warmer Wind wehte meine Haare wie ein Gespinst um mein Gesicht. Die Stadt um mich herum war verschwunden. Es gab nur noch bewegliche Farben und Formen, die an mir vorbeiflogen, über mir dieser glatte, lichte Himmel. Der Fahrtwind zog an den Außenseiten meiner Augen, und für einen Moment dachte ich wirklich: *Wenn ich schnell genug fahre, kann ich alldem hier entkommen.*

In Egons Wohnung. Ich ging in allen Räumen umher und machte Fotos, als könnte ich so wenigstens einen Teil der Zeit konservieren. Drei entgangene Anrufe in Abwesenheit auf meinem Handy: zwei Mal von meiner Mutter, einmal erneut von dieser unbekannten Handynummer.

Säcke voll Taubenfutter im Flur, die knisterten und leise vor sich hin malmten, wenn man aus Versehen dran kam: Die Körner rieben aneinander. Ich schrieb meiner Mutter: *Du brauchst nicht mehr kommen*, und fühlte mich, als würde ich mir selbst dabei zusehen – eine Frau in einer kleinen Wohnung mit ihrem Handy in der Hand. Ich wusste, dass es kein guter Satz war, den ich da geschrieben hatte, und generell hätte ich sie anrufen sollen, aber ich konnte einfach nicht.

Das schmale Zimmer, in dem ich früher gewohnt hatte, mit dem kleinen Fenster zum Hinterhof hin. Es standen immer noch mein Bett und mein Schreibtisch mit der Kerbe darin, die ich mit der Spitze meines Zirkels hineingebohrt hatte, wenn ich mit meiner Mutter telefoniert hatte. Von nebenan drang dumpf klingende Volksmusik, genau wie früher auch schon. Sie stammte von Egons Nachbarin, die mittlerweile recht schwerhörig geworden war. Als Kind hatte sie mir manchmal Karamellbonbons geschenkt, die an meinen Zähnen festgeklebt waren.

Der dunkle Holztisch neben dem Sessel, auf dem immer ein Kreuzworträtsel lag. Wenn Egon das Lösungswort erraten hatte, hatte ich die Zeitschrift bekommen und Collagen daraus gemacht. Es war ganz still in der Wohnung gewesen, ich hatte Egon im Nebenzimmer atmen gehört und ansonsten nur das Geräusch meiner Schere, die die Formen zu neuen Formen werden ließ. Neben dem Kreuzworträtsel lag ein Blatt Papier, auf dem »Restaurant Romy« stand. Darauf meine eigene Handschrift. Sie wirkte fremd auf mich, als würde sie eigentlich zu jemand anderem gehören, auf jeden Fall gehörte dieser Zettel zu einem anderen Leben. Denn das wusste ich da schon: dass ich jetzt ein neues Leben haben würde, ich wollte es nicht, aber ich würde ein neues Leben bekommen.

Eine Tupperbox neben dem Sessel, die ich wohl vergessen hatte mitzunehmen.

Sein Sessel: dort, wo Egon immer gesessen hatte, zum Schluss ganze Tage lang. Der Sessel hatte einen menschenförmigen Abdruck auf dem Leder. Er war mir davor noch nie aufgefallen, weil Egon ja die meiste Zeit darin gesessen hatte, und wenn er einmal nicht darin gesessen hatte, war ich mit ihm woanders gewesen, in der Küche oder auf dem Balkon.

Früher hatte er mich immer an der Tür begrüßt, und ich hatte zuletzt oft daran gedacht, wie es sich angefühlt hatte, von ihm umarmt zu werden: als befände ich mich in der Mitte des Universums, in einer weichen kleinen Kuhle, einem Ort, der eigens für mich geschaffen worden war. Er hatte nie gefragt, wie es mir ging. Er hatte immer einfach meinen Namen gesagt und mich umarmt – es war so einfach und schön gewesen. In letzter Zeit war er aber nicht einmal mehr von seinem Sessel aufgestanden, sondern hatte nur »Romy« gesagt und gewartet, dass ich mich zu ihm hinunterbeugte, um ihn zu begrüßen. Zuletzt war Egon nur noch für die Tauben aufgestanden, die er sich angefüttert hatte. Manchmal war ich deswegen ein bisschen beleidigt gewesen. Auf der anderen Seite hatte ich einen Schlüssel für seine Wohnung, und die Tauben wären ohne Egons Hilfe ja gar nicht zu ihm reingekommen. Sie landeten vor seinem Fenster und gingen so lange auf und ab oder sahen mit durchdringendem, rot glühendem Blick hinein, bis Egon aufstand und sie fütterte.

Sie pickten ihm sogar aus der Hand. Er hatte Vögel immer schon gemocht, die Taubenliebe aber war in den letzten Jahren neu dazugekommen, und ich glaube, entscheidend dafür war, dass die Tauben Egon aktiv besuchten. Dadurch musste er gar nicht mehr rausgehen.

Seine Haut war immer ledriger geworden und seine Ohren ganz weiß mit vereinzelten lilafarbenen gezackten Adern, als wären sie schon nicht mehr richtig durchblutet. Nur seine Augenfarbe hatte sich nicht verändert: grün-braun mit einem gelben Ring um die Iris.

Obwohl ich ihn mein ganzes Leben lang gekannt hatte, kam ich an manchen Tagen nicht mit dieser Augenfarbe klar. Sie sah für mich mehr aus wie ein Gemälde als eine Iris, als hätte ihm jemand etwas ins Auge gemalt – eine Vorstellung, die ich grausam und schön zugleich fand, und wann immer ich daran dachte, musste ich ihn lang anschauen.

Vor dem Fenster landete eine Taube. An der Kopfform, der Art, wie sie gelandet war, und den Augen erkannte ich, dass es Zausel war. *Er weiß ja noch gar nicht, dass Egon tot ist,* dachte ich, und dann fing ich übergangslos an zu weinen. Es war die Art von Weinen, die sich so anfühlt, als würden viele Hände gleichzeitig an meiner Haut ziehen, um meine Form zu verändern – ein Gezogenwerden in alle Richtungen; es zog mich fort, zu jemand anderem, aber ich blieb, wo ich war, halb hier, halb woanders.

Irgendwann waren meine Lider so geschwollen, dass sie wehtaten, trotzdem nahm ich aus den Augenwinkeln wahr, dass die Taube am Fenster den Hals lang machte.

Jetzt nicht!, dachte ich. Aber einige Minuten später war die Taube immer noch da. Ich rieb mir die Augen, um besser sehen zu können.

»Hau ab, Zausel!«, sagte ich.

Die Taube verharrte dort, wo sie war, unbeweglich, mit hoch erhobenem Hals wie ein Graf. Erst da erinnerte ich mich wieder daran, dass ich Egon versprochen hatte, Zausel zu füttern. *Zausel weiß ja von nichts,* dachte ich erneut. *Er weiß ja gar nicht, dass Egon gestorben ist.*

Ich schüttete mir ein paar Körner auf die Handfläche und öffnete das Fenster. Zausel kam sofort hinein, kein Zögern, kein Zaudern, und begann, Mais und getrocknete Erbsen aufzupicken. In seinem Hals konnte ich die Körner aneinanderschlagen hören wie Perlen einer Perlenkette. »Tut mir leid, dass du gestern nichts bekommen hast«, sagte ich. »Ich war abgelenkt. Ich hab es einfach vergessen.«

Zausel fraß einfach weiter. Ich wusste einiges über ihn. Das meiste hatte Egon mir erzählt, vieles hatte ich aber auch selbst gesehen. Zausel hatte einen relativ kleinen Schnabel und ein Problem mit seinen Partnerinnen. Sein erstes Weibchen, das Egon Schühchen genannt hatte, war von einem Greifvogel gefressen worden, der sie ohne große Eile, sehr matter-of-fact-mäßig, vor unseren Augen auf dem gegenüberliegenden Häuserdach gerupft hatte. Schühchen war eine sehr zarte Taube gewesen, luftiges hellgraues Gefieder, die Augen so groß, dass sie etwa ein Drittel ihres Kopfes ausmachten. Vielleicht hatte Zausel deshalb etwas Schwermütiges an sich. Nach Schühchen war Püppi gekommen, ebenfalls hellgrau und zierlich, die unteren Federn ihrer Flügel waren strahlend weiß. Allerdings war auch Püppi mittlerweile verschwunden. Wir wussten nicht, was mit ihr war. Seither kam Zausel nur noch allein zu uns.

Manchmal hatte Zausel diese Aussetzer. Er kam, fraß ein bisschen, und dann starrte er ins Leere. Er reagierte auch nicht, wenn ich seinen Namen sagte oder mich bewegte.

Meine Theorie war, dass er an seine Weibchen dachte, dass er vor Kummer gefror, aber das hätte ich Kathleen niemals verraten, denn dann hätte sie nur wieder gesagt, dass ich alles um mich herum anthropomorphisierte. Zausels Augen waren tatsächlich die freundlichsten, die mir in meinem ganzen Leben begegnet waren, aber ich konnte nicht ausmachen, woran das lag. Seine Pupillen waren meistens winzig und seine Augen von einem weißen Halbkreis umfasst, der sich sehnsuchtsvoll in die Länge zog.

Während er aus meiner Hand pickte, liefen mir die Tränen über das Gesicht, und ich spürte seinen Schnabel immer wieder leicht gegen meine Handfläche tippen.

Als ich nach Hause kam, war Lola da. Ich erkannte es an ihren Flipflops, die vor unserer Wohnungstür standen (warum auch immer, denn eigentlich gingen Kathleen und ich meistens mit Straßenschuhen in die Wohnung). Normalerweise hätte ich geklopft und kurz Hallo gesagt, aber ich schaffte es nicht, Kathleens Tür zu öffnen. Ich wollte nicht erzählen, was passiert war, und ich wollte auch nicht, dass man mich nach irgendetwas fragte.

So leise wie möglich ging ich in mein Zimmer, und gerade, als ich die Tür hinter mir schloss, rief die unbekannte Nummer von heute Morgen noch einmal an. *Was, wenn es das Krankenhaus ist?*, dachte ich. *Was, wenn ich irgendeine unbekannte Formalie vergessen habe? Hätte ich irgendetwas unterschreiben müssen? Muss man irgendetwas Bestimmtes machen, wenn jemand stirbt?* Ich war einfach gegangen, aber normalerweise musste man ja ständig irgendwo irgendetwas unterschreiben.

»Hey«, sagte Jakob. »Störe ich gerade?«

Ich war so überrascht, dass mir nichts einfiel, was ich darauf sagen konnte.

»Hallo?«, fragte Jakob. »Bist du noch dran? Ich habe deine Nummer von Lola.«

»Nein, kein Problem«, sagte ich, meine Stimme klang fremd, irgendwie distanziert, ganz anders als sonst. *Ich kenne diese Person nicht,* dachte ich. *Wer bin ich eigentlich ohne Egon?*

»Ich wollte mich nur noch mal melden, äh, sicherheitshalber, weil du noch nicht geantwortet hast«, sagte er.

»Ja, sorry, hatte viel zu tun heute.«

»Ich wollte nur sichergehen, dass es dir gut geht, äh, weil –«

»Weil du ein schlechtes Gewissen hast? Weil es dein Gras war?«

»Exakt«, sagte er, jetzt klang er eindeutig erleichtert. »Ich wollte nur noch mal sagen, dass das wirklich ganz normales Gras war. Ich will auf keinen Fall, dass du denkst, dass ich dich irgendwie absichtlich –«

»Alles in Ordnung«, sagte ich. »No bad feelings.«

Only bad feelings, dachte ich.

»Okay«, sagte er. »Gut.« Ich hörte ihn ausatmen, ein wenig länger als normalerweise üblich. »Und sonst so bei dir?«

Einige Sätze formten sich in meinem Kopf und lösten sich sofort wieder auf wie Rauch, der aus Kaminen aufsteigt.

»Bist du noch dran?«, fragte Jakob. »Romy?«

»Kannst du noch mal meinen Namen sagen?«

»Romy.«

»Noch einmal.«

»Romy«, sagte er erneut und in demselben sanften Tonfall wie gestern, als er meinen Namen das erste Mal gesagt hatte.

Für einen Moment träumte ich. Ich träumte davon, dass er wirklich mich meinte und dass ich eine andere Person war. Eine, die man nicht nur anrief, um sich abzusichern, sondern vielleicht eine, mit der man gern Zeit verbringen wollte. Eine, an die man abends vor dem Einschlafen dachte, eine, der man von seinem Leben erzählen wollte. Irgendjemand, der wichtig war.

»Okay, danke«, sagte ich. »Ich muss dann mal aufhören. Wir sehen uns bestimmt bald mal wieder.« Ich legte auf und massierte mir die Schläfen.

Aus Kathleens Zimmer drang erst ein wütend klingender Schlagabtausch zu mir herüber (»Das habe ich dir doch gesagt, dass wir«, »Müssen wir aber wirklich bald«, »Kannst du mir überweisen«), schließlich einzelne, ruhigere Satzfetzen. Es war, als stünden Kathleen und Lola direkt neben mir, ich meinte ihren Atem zu spüren und den Luftzug, den ihre Gesten machten. Mir war klar, dass ich völlig überreizt war, aber ich konnte nicht damit aufhören, sie beide vor mir zu sehen: Kathleen mit großen

Pupillen und offenen Haaren, ihr zugewandt Lola mit ihren langsamen, bedachten Bewegungen und diesem Blick, in dem sich wichtige Momente zu sammeln schienen, wobei ich nicht einmal hätte sagen können, warum eigentlich »wichtige Momente«, ich wusste ja nicht einmal, was sie gerade machten. Aber Lola schien ständig wichtige Momente zu sammeln – oder vielleicht kam es mir auch nur so vor, weil sie immer so viel unternahm und ich später ihre wunderschönen Fotos auf Social Media sehen konnte. Bei allen anderen hätte ich gedacht, es wäre Fake, doch bei Lola wusste ich ja, dass sie all das wirklich unternahm.

Lola und Kathleen hätten es bestimmt geschafft, Egon Mut zuzusprechen, dachte ich. *Sie wären nicht wie ich auf eine Feier gegangen, während Zausel auf Futter wartete. Sie hätten Egon nicht einfach einen Apfel in die Hand gedrückt, anstatt irgendetwas wirklich Wichtiges zu tun.* Ich stützte meinen Kopf in die Hände. Mit einem Mal konnte ich keinen klaren Gedanken mehr fassen, alles, woran ich denken konnte, war, wie unfähig ich war.

Mir wurde schwindelig. Aus einer Übersprunghandlung heraus entsperrte ich mein Handy und begann wie so oft in letzter Zeit, Nachrichten zu lesen, aber davon wurde mir noch schwindeliger, und in einem kurzen Moment der Klarheit dachte ich: *Du musst wirklich mal mit dem Doomscrolling aufhören, Romy, so geht das nicht weiter.*

Stattdessen suchte ich den Kontakteintrag meiner Mutter heraus. Kurz schwebte mein Finger über dem Anruf-Button. Mein Herzschlag beschleunigte sich, dann schloss ich das Programm, sperrte mein Handy erneut und warf es aufs Bett. Ich wollte ihre Stimme hören, aber ohne zu hören, was sie sagte. Sie fragte ständig nach meinem Studium, als sei es das Wichtigste in meinem Leben – wahrscheinlich, weil ihr eigenes Studium für sie so wichtig gewesen war. Aber mich machte es überproportional wütend, viel wütender, als die jeweiligen Telefonate es eigentlich hergaben. Vielleicht weil ich immer das Gefühl hatte, als sei mein ganzes Leben ihre Schuld. Dabei war es höchstens ihre Schuld, dass sie mich mit zehn Jahren bei Egon abgegeben hatte und seitdem ihr eigenes Leben lebte.

Aber sie war auch stolz auf mich, weil ich mich so gut um Egon kümmerte. Zumindest hatte sie das mehr als einmal gesagt. Egon und sie hatten kein besonders gutes Verhältnis zueinander gehabt. Irgendwann einmal hatte meine Mutter angedeutet, dass sie sich nach dem Tod ihrer Mutter von Egon alleingelassen gefühlt hatte, aber viel mehr wusste ich nicht.

Ich ließ mich aufs Bett fallen und hielt mir ein Kissen über den Kopf. Es roch nach meinen Haaren und Schlaf, und plötzlich meinte ich Egons Hand auf meiner Stirn zu spüren.

Abrupt stand ich auf und öffnete das Fenster: lauwarme, blaue Luft, die letzten Züge der Dämmerung, das gleichmäßige Rauschen des Straßenlärms. Die Ampel wurde rot, und das Rauschen erstarb für einen Moment.

Und dann sah ich mich selbst, wie ich aus dem Fenster kletterte und sprang, ein Mensch in Menschenform, zwei Beine, zwei Arme, ein Kopf. Ich flog ganz kurz und landete auf der Straße, ein verdrehter Körper zwischen Luft und Asphalt und Autos. Es war eine Vorstellung ohne jegliche Emotion, einfach nur etwas, das passierte, und von dem mir sehr klar war, dass es real passieren könnte. Mein Herz zog sich schnell und hart zusammen. Ein paar Sekunden stand ich bewegungslos, wie in Trance, da. Ich wollte nicht mal sterben, wieso passierte mir das?

Als ich wieder zu mir kam, schaute ich mich sofort um, ob mich jemand gesehen hatte. Dabei war ja nicht mal jemand mit mir im Zimmer.

Plötzlich klopfte es an meiner Tür. »Wir bestellen Pizza. Willst du auch eine?«, fragte Kathleen.

»Nein, danke«, hörte ich mich sagen. Offenbar klang ich ganz normal, denn Kathleen sagte nur:

»Alles klar, gib uns Bescheid, wenn wir zu laut sind, ja?«

Nachdem sie wieder gegangen war, stellte ich mich sofort vor den Spiegel, um zu überprüfen, ob meine Wimperntusche verschmiert war. Das war sie nicht. Aber als ich dort stand und mich sah – mit leerem Blick, ein Gesicht, das ich nicht wiedererkannte, als würden die Augen fehlen –, wusste ich, dass ich so nicht zu Kathleen und Lola rübergehen konnte. Etwas sperrte sich in mir – wenn überhaupt wollte ich als etwas oder jemand dabei sein, der wirklich dazugehörte, nicht nur jemand, der so gern dazugehören wollte. Trotzdem war mein Bewusstsein ganz nah bei ihnen, ich hörte weiterhin ihre Stimmen. Doch plötzlich mischte sich die Stimme meiner Mutter darunter. Ich konnte sogar ihr Parfüm riechen.

»Alles Gute«, sagt sie und zieht mich an sich, aber es fühlt sich fremd an. Ich bin einfach nur irgendein Kind, das sie gerade an sich drückt. Aus ihrer Tasche zieht sie ein rechteckiges Geschenk. Ich reiße es mit der ungeduldigen Erwartung einer Zehnjährigen auf, die stets auf ein Wunder hofft, und ich hoffe auf ein neues Buch oder Lego. Es ist ein Buch über Gespenster, aber ich mag keine Gespenster, ich mag nichts Gruseliges.

»Oh, cool, danke«, sagte ich trotzdem. Sie hat es einfach nur vergessen, *sage ich mir,* kein großes Ding, sie muss an so viel denken.

Meine Mutter reißt eine Tüte Croissants auf und legt sie auf den Tisch neben den Geburtstagskuchen, den Egon gebacken hat. Egon zündet die zehn Kerzen an, die er vorhin aufgesteckt hat, und ich versuche mit aller Kraft, sie auszublasen, damit ich mir etwas wünschen kann. Ich muss mehrmals neu ansetzen, und irgendwann bläst meine Mutter die Kerzen selbst aus, und ich darf mir nichts wünschen.

Später berühren ihre Hände meine Wange und meinen Rücken. »Bis bald, mein Mäuschen«, sagt sie. »Ich bin bald wieder da.«

Das Geräusch ihres Autos, wie es wegfährt: Gummireifen auf Kies.

Egon und ich stehen am Fenster und schauen ihm nach. Ein Teil von mir fährt mit meiner Mutter weg, der andere bleibt da. Es ist das erste Mal, dass ich diesen Zustand erlebe: hier zu sein und gleichzeitig überhaupt nicht. Ich denke an das, was sie vorhin gesagt hat: dass ich für immer bei Egon bleiben kann, wenn ich möchte. Ich habe gefragt: »Was heißt das, für immer?« Sie hat Egon angeschaut, er hat genickt. Eine stille Übereinkunft.

Ich weiß, dass wir nachher die Croissants, die meine Mutter mitgebracht hat, an Egons Nachbarin verschenken werden, weil weder Egon noch ich Croissants mögen, aber meine Mutter mag den Kuchen von Egon aus Prinzip nicht. »Können wir die Kerzen noch einmal anzünden?«, frage ich, und als sie brennen, sehe ich, ohne es zu wollen, ein Bild in meinem Kopf: wie meine Haare Feuer fangen und alles anfängt zu brennen. Ich blinzle ein paar Mal, doch das Bild bleibt.

Vor ein paar Wochen hat meine Mutter noch gesagt, dass ich erst mal *bei Egon wohnen kann. Sie fange ein Studium an und werde wenig Zeit haben, sagte sie. Anfangs habe ich mich noch gefreut, Egon unternimmt immer so viel mit mir, und in Frankfurt, wo ich vorher mit meiner Mutter gewohnt habe, war ich so oft allein.*

Ich halte meine Finger in die kleine helle Flamme, um zu sehen, ob es wehtut. Es tut weh, aber vielleicht nicht weh genug. Schnell blase ich die Kerzen aus, alle auf einmal, und wünsche mir, dass ich jemand anderes sein kann, vielleicht jemand, den meine Mutter mag oder an den sie zumindest manchmal denkt.

Plötzlich spürte ich alle Fenster und Türen in der Wohnung; ich war umgeben von Mauern, durchbrochen von ein paar Luftschächten. Jede Faser meines Körpers wollte hier raus.

Hastig nahm ich meine Schlüssel und mein Handy, lief die Treppe runter auf die Straße und dann in Richtung Park, durch das Industriegebiet mit den abgestellten Lkw, vorbei an den Gleisen. Ab und zu fuhr ein beleuchteter Zug vorbei. Erst im Park wurde die Dunkelheit kompakter, fast so, als könnte ich sie anfassen. Zweige zeichneten sich als komplexe Struktur gegen den Nachthimmel ab; die Blätter der Bäume rauschten leise, die ganze Nacht, den ganzen Morgen, den ganzen Sommer lang. Als ich die Brücke zum Park überquerte, weg von der Stadt, ganz hinein ins Schwarz, wurde mir mit einem Mal leichter.

Ich ging weiter, meine Augen versuchten vergeblich, sich an die Dunkelheit anzupassen. Alles war schwarz und leer, und ich wollte alles vergessen, was ich jemals erlebt hatte. Für einen kurzen Moment schaffte ich es tatsächlich: zu glauben, dass ich nur eine Funktion dieser Nacht war, irgendein Teil des Blätterrauschens, dass ich keine Augen hatte und kein Herz, einfach nur eine Struktur war unter vielen.

Aber dann musste ich plötzlich an die Sternschnuppenspaziergänge denken, die ich als Kind mit Egon gemacht hatte. Die Erinnerung war so nah, dass ich die kalte Luft auf meinen Wangen und in meinen Nasenlöchern spürte.

Über uns der hohe schwarze Himmel. Weiße, veränderliche Atemwolken schweben vor uns und die Hoffnung, dass wir dieses Mal wirklich Glück haben werden. Dieses Mal werden wir eine Sternschnuppe sehen. *(Wir sehen nie eine, aber das macht nichts; mir reicht die Hoffnung, dass wir gleich etwas richtig Cooles erleben werden.)*

Egon und ich sind oft zusammen draußen: Wind in den Haaren, die Route hat er rausgesucht, um die Brote kümmert auch er sich. Es sind immer äußerst herzhafte Brote, mit Leberwurst, Salami oder Schinken, immer Butter darunter, darauf halbierte Essiggurken. In einem Leinenbeutel haben wir meistens noch Äpfel dabei. Wenn wir unterwegs sind, sehen Egon und ich immer dasselbe: dieselbe Sonne, dieselben Bäume, dasselbe Gras. Einmal sehen wir sogar ein Eichhörnchen, das im Fluss schwimmt: ein länglicher rotbrauner Fleck im Wasser, der es erkennbar eilig hat, ans gegenüberliegende Ufer zu kommen. Egon, ich und das Eichhörnchen wechseln einen kurzen neutralen Blick, dann schwimmt das Eichhörnchen weiter. Wir gehen weiter. Alles geht weiter.

Ich blinzelte ein paar Mal, um die Erinnerung loszuwerden, ich wollte jetzt nicht erinnert werden, ich wollte einfach nur kurz Ruhe. Aber trotzdem musste ich daran denken, wie mir meine Mutter einmal erzählt hatte, dass Egon sein Brotsystem inklusive aller Kleinigkeiten von Wurstsorte bis Gurken-Topping von seiner Frau, also meiner Oma, so übernommen und all die Jahre nie geändert hatte. Er selbst hatte nie von meiner Oma erzählt, und ich musste sehr spezifisch fragen, um irgendetwas aus ihm herauszukriegen. Eigentlich hatte Egon über Martha immer nur einen Satz gesagt: »Die Leute, die dich am glücklichsten machen, können dich auch am unglücklichsten machen.«

Sie war sehr früh gestorben, ich glaube, mit etwa fünfzig, auf jeden Fall vor meiner Geburt. Deswegen kam sie mir immer mehr wie eine fiktive Figur vor als wie eine echte Person. Meine Mutter war nach dem Tod meiner Oma in Frankfurt geblieben, wo Egon, Martha und sie zusammen gewohnt hatten, aber Egon war umgezogen, in die Wohnung, in der er bis jetzt gelebt hatte.

Meine Mutter meinte, Egon habe ihren Tod nie richtig verkraftet. Leider wusste ich bis heute nicht genau, was das bedeuten sollte: *etwas verkraften*. Vielleicht, dass man sich danach noch als ganze Person fühlte, nicht innerlich zerbrochen oder so, als würde einem für immer etwas fehlen.

Auf dem Rückweg sah ich weiße Flecken im dunklen Wasser, die sorgfältig umeinander herumgruppiert waren. Es waren die Kanadagänse, die tagsüber immer in einem behäbigen Schwarm umherliefen oder flogen und dabei ein Geräusch machten, als wären sie Klarinetten und könnten nur einen einzigen Ton spielen. Sie schliefen offenbar auf Steinen im Fluss, und sie hatten einen leichten Schlaf. Eine Gans war erwacht und drehte sich langsam zu mir.

Wo bist du, Egon?, dachte ich. Und dann: *Tut mir leid, dass ich mich nicht richtig verabschiedet habe.*

Der Fluss floss schwarz und leise weiter, und meine Schritte waren das Einzige, was ich hören konnte.

Ich lief und lief und lief, und irgendwann, kurz bevor ich in die Straße zu unserer Wohnung einbog, stoppte ich abrupt: Ich hatte eine kaum sichtbare Bewegung am Boden wahrgenommen, irgendeine Inkonsistenz in der Umgebung, die meinem Gehirn aufgefallen war, noch bevor sie mir bewusst wurde.

Und tatsächlich: Eng an eine Hauswand gedrückt saß eine aufgeplusterte Taube mit ängstlichen Augen. Sie sah nur ganz kurz zu mir und dann wieder weg, als würde sie sich selbst sagen: »Sie ist *nicht* da. Sie ist *nicht* da. Sie ist *nicht* da.«

Für einen Moment bewegte sich niemand von uns beiden. Dann griff ich kurz entschlossen nach der Taube, es war eine rein instinktive Reaktion. Die Taube hinkte schnell ein paar Zentimeter weiter, hinter einen geparkten E-Scooter. Sie konnte offensichtlich weder richtig laufen noch fliegen. Es lag eine Selbsttäuschung in den Augen der Taube, die ich sehr liebenswert fand.

Egon hätte diese Taube mitgenommen, dachte ich. So viel hatte er mir beigebracht: Aufgeplusterte Tauben am Boden, vor allem aufgeplusterte Tauben am Boden nach Einbruch der Dunkelheit, hatten ein ernsthaftes Problem. Wenn es dunkel war, flogen Tauben nämlich nicht mehr. Wenn sie es nach Einbruch der Dunkelheit nicht einmal mehr zu einem erhöhten Schlafplatz schafften, um vor Feinden sicher zu sein, waren sie am Ende.

Diese Taube hier war am Ende.

4

Ich ging hinter den E-Scooter und näherte mich ihr ganz langsam. Dann packte ich mit beiden Händen gleichzeitig zu – und bekam die Taube tatsächlich zu fassen: Sie fiepte verzweifelt, bevor sie in meinen Händen völlig still und kraftlos wurde und ich sie im Licht der Straßenlaternen genauer betrachten konnte. Ihre Füße waren korallenrot und zusammengekrallt, ihre Flügel dunkelgrau mit einem gleichmäßigen weißen Muster. Sie fühlte sich hart und seidig und leicht an, und die Färbung auf der Brust verlief von Dunkel- zu Hellgrau, mit einem einzelnen weißen Sprenkel vorne rechts: ein glatter, weicher Übergang, wie Gewitterwolken, die sich langsam, ganz langsam, aufbauten und dann wieder auflösten.

Ich hob sie hoch, sodass ihr Gesicht mit meinem auf Augenhöhe war. Die Taube blickte mich mit riesigen Pupillen so entsetzt an, dass mir sofort klar war, was sie dachte: Sie hatte gerade den schlimmsten Tag ihres Lebens, und ich war das Schrecklichste, was jemals vor ihre bernsteinfarbenen Augen getreten war.

»Sorry«, sagte ich zur Taube und ließ sie wieder sinken. Ihr Herz pumpte hart und schnell gegen meine Handflächen, und ihre Federn waren so unfassbar weich, dass ich einfach nicht ausmachen konnte, wo genau sie anfing und aufhörte.

Mit der Taube in der Hand ging ich zurück in die WG. Es war nicht einfach, die Wohnungstür mit ihr in den Händen aufzusperren, aber irgendwann kam ich darauf, dass ich die Taube mit einer Hand gegen meine Brust drücken und mit der anderen den Schlüssel halten konnte. Ich spürte richtiggehend, wie mein Herz gegen den Vogel schlug. *Es ist wahrscheinlich fast so groß wie die ganze Taube,* dachte ich, wobei ich die Größe meines Herzens natürlich grob überschätzte. Plötzlich war ich auf diese Art energiegeladen, die ich schon kannte – in der man einfach irgendetwas machen würde, zusammenbrechen, ausrasten, Leuten die Meinung sagen; die Art von Energie, die zerstörerisch sein konnte.

Lola und Kathleen saßen jetzt in der Küche, vor sich jeweils einen Pizzakarton. Ich grüßte und lächelte und ging dann schnell an ihnen vorbei in mein Zimmer. Dabei zog ich mein T-Shirt ein bisschen vor die Taube und drehte mich weg, damit die beiden sie nicht sahen. Mein Gefühl sagte mir, dass diese Taube bei ihnen nicht gut ankommen würde.

»Na, bist du gestern noch gut gepflegt worden?«, hörte ich Lola hinter mir sagen.

»Was meinst du damit?«

»Jakob meinte, er hätte versucht, auf dich aufzupassen, aber du hättest es ihm ziemlich schwer gemacht«, sagte Lola. »Er meinte, du wärst die am schwersten zu betreuende Person, die er jemals betreut hat«, fuhr sie fort. Ihre Stimme hatte nun endgültig die Tonfarbe angenommen, die sie bei einem gehässigen Lächeln bekam.

Aus reinem Reflex steckte ich den Kopf wieder aus meiner Zimmertür, ich musste unbedingt sehen, ob ich es mir einbildete oder ob Lola es wirklich so boshaft meinte, wie es in diesem Moment für mich klang. Aber mein Eindruck war richtig gewesen: Auf ihrem Gesicht lag ein süffisantes Lächeln, das mir wohl signalisieren sollte, dass ich ihr unterlegen war. Ich wollte das süffisante Lächeln mit einem Schwamm wegwischen und ihr ein liebes Gesicht hinmalen, Egons Gesicht vielleicht, aber dann wäre es ja ein ganz anderes Gesicht gewesen, eine ganz andere Lola.

»Was ist dein verdammtes Problem mit mir, Lola?«, fragte ich.

Erst da fiel Lola die Taube auf. Sie schloss sofort ihren Pizzakarton. »Was ist *das* denn?«

»Das ist jemand, der ohne uns diese Nacht nicht überlebt«, zischte ich. Damit wollte ich eigentlich in mein Zimmer gehen, um die kleine Taube, die nicht einmal hier sein wollte – sie wollte ja nicht mal in meiner Hand sein, sie wollte einfach ihr Leben leben –, vor Lolas Kommentaren zu schützen. Aber dann fiel mir ein, dass ich gar nichts hatte, wo ich die Taube hätte reinsetzen können.

Die Taube hinterließ einen Klecks auf unserem Parkett, und ich sagte »Upsi«. Es tat mir aber überhaupt nicht leid, und das konnte man wohl auch raushören.

»Bist du jetzt völlig übergeschnappt?«, fragte Lola. »Das ist das Unhygienischste, was ich in meinem ganzen Leben gesehen habe!«

Ich wandte mich an Kathleen: »Ich brauche einen Karton für die Taube.«

»Wirkt deine Elon-Musk-Psychose von gestern wohl noch nach, was?«, fragte Lola. Ich fand wirklich, dass es unnötig gehässig klang, selbst wenn man berücksichtigte, dass ich auf ihren Boden gekotzt hatte.

»Elon war vorhin kurz hier«, sagte ich. »Er will zwei kleinere Satelliten bei uns lagern. Ich soll da mal ein Auge drauf werfen, weil ich einen so guten Geschmack habe. Für den Fall, dass ich dem Design noch etwas hinzuzufügen habe.«

Kathleen kicherte. Ich drückte die Taube erneut gegen meine Brust, jetzt war ich mir sicher, dass sie meinen heftigen Herzschlag spürte. In dieser Haltung schaute ich die Kartons durch, die Kathleen und ich immer in der Küche stapelten, bis wir sie irgendwann gesammelt wegbrachten.

»Warte, ich helfe dir«, sagte Kathleen. Sie stand auf und holte mit wenigen Griffen einen Zalando-Karton hervor, in dem sie letztens Kleidung geliefert bekommen hatte.

Sie stellte den Karton auf den Boden. Vorsichtig setzte ich die Taube hinein, doch sie streckte die Füße nicht aus, und als ich sie losließ, fiel sie einfach zur Seite um.

»Oh mein Gott«, sagte Kathleen. »Was, wenn sie jetzt einfach hier stirbt?«

»Sie stirbt nicht«, sagte ich grob, als könnte ich bestimmen, wer hier starb und wer nicht. Aber meine Hände waren schwitzig und zitterten, als ich erneut nach der Taube griff und sie an den Rand des Kartons lehnte. Jetzt blieb die Taube angelehnt sitzen.

»Ihr solltet wenigstens ins Bad gehen«, sagte Lola. »Eine Taube in der Küche ist wirklich superunhygienisch.«

»Sie sitzt doch am Boden«, sagte ich. »Eure Pizza ist ganz woanders.«

Auf Lolas Stirn bildete sich eine steile Falte. »Wollen wir uns jetzt wirklich noch mit irgendwas anstecken, so kurz vor dem Flug?«, fragte sie an Kathleen gewandt.

»So kurz vor welchem Flug?«, fragte ich.

»Ach, wir fliegen morgen spontan nach Spanien«, sagte Lola, als wäre das normal. »Kurzurlaub, zusammen mit ein paar Freund:innen.«

»Ah ja, cool, herzlichen Glückwunsch«, sagte ich, ohne es zu meinen.

»Das Haus von Lolas Papa ist überraschend frei geworden«, sagte Kathleen, und ich sagte noch einmal: »Cool.«

Das Haus von Lolas Papa lag am Meer, ich hatte es schon öfter auf Instagram gesehen: dunkelblaue, sonnenbeschienene Wellen, weißer Sand, auch einen Pool gab es. Egon war in seinem Leben kein einziges Mal geflogen. In seiner Kindheit war alles zerbombt gewesen, hatte er mir erzählt, er war zwischen Trümmern groß geworden, und als sie sich irgendwann in den Siebzigern einen Fernseher leisten konnten, war er außer sich vor Freude gewesen. Egon hatte Flugzeuge hauptsächlich als Bomber kennengelernt.

Ich stellte der Taube einen Eierbecher mit Wasser in den Karton und legte eine Handvoll ungesalzener Erdnüsse dazu, weil ich von Egon wusste, dass Tauben Erdnüsse liebten. Dann googelte ich die Nummer der Taubenhilfe und rief dort an. Es ging nur der Anrufbeantworter ran.

»Willst du nicht einfach bei Egon anrufen?«, schlug Kathleen vor. »Vielleicht ist er ja noch wach?«

Ich sah sie an, als wäre sie verrückt geworden, erst dann fiel mir ein, dass sie es noch gar nicht wusste. Kathleen war nicht verrückt, *ich* war verrückt. Aber ich konnte es ihr nicht sagen. Nicht jetzt, nicht so, nicht zwischen der Sache mit der Taube und ihrem geplanten Spanienurlaub. Schon gar nicht vor Lola, ich wollte nicht schon wieder vor ihr ausrasten.

Zum Glück rief genau in diesem Moment die Taubenhilfe zurück, eine Frau, die sich als Rebecca vorstellte. Ich umriss kurz die Lage, entschuldigte mich dafür, dass ich so spät noch störte. »Ich habe Angst, dass sie stirbt«, sagte ich.

»Ich habe mir schon so etwas gedacht«, sagte Rebecca. »Wer ruft sonst noch so spät an? Auf der anderen Seite«, redete sie weiter, und es klang, als würde sie mit sich selbst reden, »auf der anderen Seite habe ich eine Tendenz, mich selbst auszubeuten, und irgendwann muss ich damit aufhören. Aber ich mache es für die Tiere.«

»Danke«, sagte ich. »Also dafür, dass du für die Tiere da bist. Nicht dafür, dass du dich selbst ausbeutest.«

Wir wechselten auf Video-Telefonie, und ich zeigte ihr die Taube. Sie hatte gerade eine Erdnuss ins Visier genommen, pickte aber immer wieder daneben, als wäre sie betrunken, und schließlich seufzte sie, zog den Hals ein, legte den Schnabel auf ihre Brustfedern und schloss die Augen. Für einen kurzen Moment beneidete ich die Taube dafür, dass sie immer Zugang zu diesen weichen Federn hatte. *Wie gemütlich,* dachte ich, *wirklich toll, sein Bett immer dabei zu haben.*

»Oje«, sagte Rebecca. »Das könnte PMV sein.«

»PMV?«, wiederholte ich.

»Paramyxovirose«, sagte Rebecca. »Die geht gerade wieder herum. Dann bekommen sie unter anderem diese Bewegungsstörungen.«

»Ist das gefährlich?«, fragte ich.

»Für die Taube schon, für dich nicht, keine Sorge«, sagte sie. »Für Menschen ist das nicht ansteckend, nur für andere Tauben.«

»Mach mal lauter«, sagte Lola im Hintergrund. Bei »gefährlich« hatte sie offenbar aufgemerkt.

Rebecca stellte jetzt einige spezifische Fragen: Hatte die Taube etwas getrunken? Konnten wir ihr Brustbein tasten? Hatten wir der Taube überhaupt schon in den Schnabel geschaut? Hatte sie gefiept? Oder gegurrt? Wie sah ihr Kot aus? Durchsichtig bedeute Hungerkot, erklärte sie. Grün sei auch nicht gut, ebenso wenig flüssig. Normaler Taubenkot von artgerecht ernährten Tauben sei einigermaßen fest.

»Nimm sie mal raus, und fühle, ob die Taube kalte Füße hat«, sagte Rebecca zum Schluss, und da hätte ich fast angefangen zu lachen. Egon hatte unter bester medizinischer Betreuung im Krankenhaus gelegen, und trotzdem war er gestorben, und hier war ich nun in unserer Wohnung und sorgte mich darum, ob eine Taube *kalte Füße* hatte.

Ich hörte Kathleen kichern und Lola höhnisch schnaufen. Trotzdem nahm ich die Taube vorsichtig aus dem Karton und fasste ihr von unten an die Fußsohlen. Ihre Füße fühlten sich lustig an – wie biegsamer Draht, den man mit Knetmasse umwickelt hatte, ein fragiles, aber doch standfestes Gebilde. Aber sie waren tatsächlich kühl. Die ganze Taube war relativ kühl.

»Ja, die Füße sind kalt«, sagte ich zu Rebecca.

Sie seufzte. »Wenn es eigentlich warm genug ist und sie kalte Füße haben, haben sie totalen Energiemangel«, sagte sie und klang dabei so resigniert, wie die Taube vorhin ausgesehen hatte. »Habt ihr Dextro Energy da?«

Ich blickte zu Kathleen und Lola. Kathleen nickte, Lola schüttelte zweifelnd den Kopf, holte aber ihr Handy raus. Vielleicht wollte sie ja eine Instagram-Story mit der Taube machen.

Wir brachen vom Traubenzucker kleine Stücke ab, ungefähr ein Drittel der Größe meines kleinen Fingernagels. Ich hielt die Taube fest, Kathleen versuchte, ihr den Schnabel zu öffnen, rutschte aber immer wieder ab, weil sie zwei Hände brauchte, um ihn zu öffnen, aber auch noch irgendwie den Traubenzucker in die Taube bekommen musste.

Als Kathleen es schließlich schaffte, den Schnabel der Taube aufzuhalten, offenbarte sich uns eine rosafarbene dreieckige Zunge. Das war zwar eigentlich logisch, weil die Zunge sonst nicht gut in den Schnabel gepasst hätte, aber ich fand es trotzdem faszinierend. Auch hatte ich noch nie darüber nachgedacht, ob Tauben überhaupt Zungen hatten. Gleichzeitig fühlte es sich ein bisschen übergriffig an, der Taube einfach so in den Rachen zu schauen.

»Ihr müsst den Hals überstrecken«, wies Rebecca uns an. »Sonst werft ihr ihr den Traubenzucker vielleicht in die Luftröhre, und sie erstickt.« Die Luftröhre lag bei Tauben unter der Zunge, lernte ich später; wenn wir den Hals aber überstreckten, sorgte die Schwerkraft dafür, dass das Futter in der Speiseröhre landete und nicht in der Lunge.

Kathleen zog den Schnabel nach oben, dann ließ sie zwei kleine Stücke Dextro Energy im Rachen der Taube verschwinden. Die Taube wehrte sich kaum, schluckte nur verwundert. Dann hielten wir ihr den mit Wasser gefüllten Eierbecher hin, und tatsächlich: Sie steckte sofort den Schnabel hinein und trank hastig ein paar Schlucke. Anschließend glänzte ihr Schnabel feucht.

»Irgendwie befriedigend«, sagte Kathleen und rieb sich die Hände.

Ich blickte zu Lola: Sie filmte, was wir taten, und lächelte dabei leicht. Ich glaube, sie war im Flow, weil sie gerade überraschend coolen Content für Social Media produziert hatte, während sie eigentlich nur Pizza essen und eine Reise hatte planen wollen.

Rebecca wies uns an, der Taube jetzt noch eine Wärmflasche mit mittelwarmem Wasser zu machen.

»Mir hat auch schon voll lange keiner mehr eine Wärmflasche gemacht«, sagte Lola im Hintergrund, und alle im Raum anwesenden Personen inklusive Rebecca sagten: »Mir auch nicht.«

Kathleen kümmerte sich um die Wärmflasche, wickelte sie am Ende aber auch noch in eine Plastiktüte, weil die Taube in der Zwischenzeit einige weitere durchsichtige Pfützen im Karton hinterlassen hatte. Außerdem legte sie den Karton mit Zeitungspapier aus. Der Untergrund, auf dem die Taube bald stehen würde, beinhaltete eine halbseitige Werbung für einen Staubsaugerroboter und einen ausführlichen Bericht über Waldbrände, mit einem großen Foto von Flammen.

Ich hielt die Taube weiterhin in der Hand. Sie wirkte inzwischen völlig gleichgültig. War sie eben in meiner Hand, auch schon egal, dachte sie wahrscheinlich. Sie hatte einfach resigniert.

Rebecca befahl mir, das Brustbein abzutasten, um den Ernährungszustand der Taube zu überprüfen: Es ragte scharf hervor, sie war unterernährt.

Als ich die Taube wieder im Karton absetzen wollte, machte sie zwei kleine Schritte und blieb auf meiner Hand stehen. Ich konnte deutlich spüren, wie kalt ihre Füße waren. Sie wollte nicht auf der Wärmflasche stehen. Sie wollte auf meiner Hand stehen.

»Gehst du mal bitte runter?«, sagte ich.

Die Taube bewegte sich nicht. Ich versuchte, meine Hand vorsichtig zu kippen, damit die Taube abspringen konnte, aber sie kletterte einfach weiter Richtung Unterarm und schloss dort erneut die Augen. Ihre Augenlider waren hellgrau und sahen friedlich aus, wie kleine Monde. Ich brachte es nicht über das Herz, sie einfach abzustreifen, also saß ich ein paar Minuten so da.

Es war das erste Mal in meinem Leben, dass eine Taube auf mir saß. Sie war so leicht, dass ich sie kaum gespürt hätte, hätte ich nicht gewusst, dass sie da war. Ihre Füße waren kühl und die Taube selbst immer noch so aufgeplustert, dass ihr Kopf auf ihren Brustfedern lag.

»Eigentlich ist sie doch irgendwie ganz süß«, sagte Lola. »Oh, guckt mal! Sie hat die Augen zugemacht! Wow, wie krass das aussieht!«

Sie sieht so friedlich aus, dachte ich erneut, und für einen kurzen Moment schien ein kleiner Teil ihres Friedens auf mich überzugehen: In mir befand sich nun ein taubenförmiger heller Fleck, der nicht verstört und überfordert war. Er ruhte einfach auf und in mir, obwohl eigentlich alles ein totales Durcheinander war. Doch wenn ich mich auf die Taube konzentrierte, spürte ich etwas Weiches, wie ein Versprechen, dass mein Herz auch in Zukunft irgendwie weiterschlagen würde.

Mein Handy klingelte, ich sah den Namen meiner Mutter auf dem Display, und der taubenförmige Friede war wieder weg. Ich hörte richtiggehend, wie eine Welle über mich hereinbrach und das Wasser über mir zusammenschlug.

Ich musste da jetzt rangehen.

5

»Kann ich dich gleich zurückrufen?«, fragte ich Rebecca. Ich wusste, wie unverschämt es von mir war – sie telefonierte spätnachts mit mir wegen einer Taube, die ich gefunden hatte, und ich wechselte einfach auf ein anderes Telefonat. »Oder wir schreiben uns!«, rief ich. »Schreib mir einfach, wann du kommen kannst, ich habe fast immer Zeit!«

Dass das gar nicht stimmte, fiel mir in dem Moment nicht auf, an den Schichtplan meines Nebenjobs dachte ich nicht einmal. Schnell schob ich die Taube von meinem Unterarm auf das Sonderangebot mit den Saugrobotern. In die Flammen der Waldbrände wollte ich sie nicht setzen. Auf dem Saugroboter für 599 Euro befanden sich nun: ein paar Federn, ein Schnabel, ein kleiner atmender Körper. Mehr nicht. Die Taube war so dünn und geschwächt, dass von ihr kaum etwas übrig geblieben war.

Ich legte auf und ging in mein Zimmer, die erstaunten Blicke von Kathleen und Lola in meinem Rücken. Dann atmete ich tief ein und nahm das neue Gespräch an. »Mama?«

»Romy.« Ihre Stimme klang viel weicher als sonst. Ich stellte mir vor, dass sie in ihrem espressofarbenen Designersessel saß, die Beine hochgelegt hatte und gerade auf eine brennende Duftkerze schaute. Ihr war Design sehr wichtig, und sie behauptete immer, den Fokus auf Schönes hätte ich von ihr geerbt. Ich sagte dann manchmal aus Trotz, dass ich den von Egon geerbt hätte, aber er hatte eigentlich eher Schönheit in der Natur als in Dingen gesehen.

»Es tut mir leid«, sagte ich. »Es war scheiße von mir, es war richtig scheiße von mir.«

»Nein, mir tut es leid, dass ich nicht da war«, sagte sie. »Wo bist du gerade?«

»Daheim«, sagte ich. Jetzt, da ich ihre Stimme hörte und sie so weich klang, brannten meine Augen.

»Warst du dabei?«, fragte sie. »Die vom Krankenhaus meinten, du wärst auf jeden Fall da gewesen, aber sie wussten nicht, wie lange.«

Ich nickte, aber das konnte sie nicht sehen.

»Du warst dabei, oder?«, fragte sie erneut. »Wie war es für dich?«

Mir ging alles gleichzeitig durch den Kopf – die Bäume, die sich im Wind gewiegt hatten, wie Egon für mich plötzlich überall im Raum gewesen war, wie die Sonne zu uns hereingeschienen hatte. Ich konnte es unmöglich erzählen. »Ich kann es dir nicht sagen«, sagte ich. »Es ist total schwer, das alles zu erzählen. Aber ich glaube, es war … Ich glaube, es war …«, setzte ich erneut an. »Ein schöner Tod?«

Konnte man das so sagen? *Ein schöner Tod?*

»Okay«, sagte sie und atmete tief aus. Für mich klang es nach Erleichterung. Ich hatte ihr gerade gesagt, dass ihr Vater einen schönen Tod gehabt hatte.

»Ich habe für morgen Vormittag ein Zugticket gebucht«, sagte sie. »Können wir uns treffen? Oder musst du arbeiten?«

»Erst nachmittags«, antwortete ich, und sie sagte: »Gut.«

Sie erzählte noch ein paar Dinge – wann sie genau ankommen würde, was sie die letzte Zeit gemacht hatte, wie wir es mit der Beerdigung machen könnten. Beim Wort »Beerdigung« horchte ich kurz auf; ich war überrascht, dass sie sich Gedanken darüber gemacht hatte, ich hatte gedacht, dass ich alles allein würde organisieren müssen. Davon abgesehen hörte ich ihre Stimme wie eine Melodie, die ich kannte und sehr mochte, und ich wünschte, sie hätte einfach weitergeredet, ich wollte einfach nur, dass irgendjemand mit mir redete, aber ohne dass ich selbst etwas sagen musste.

Als ich in die Küche zurückkam, verabschiedete sich Lola gerade von Kathleen. Sie standen beide an der Tür, umarmten sich. Lolas lange Haare fielen an den Seiten von Kathleens Schultern herab, Lola hatte die Augen geschlossen und lächelte, während sie sagte: »Ich freue mich so, dass du mitkommst.« Kathleens Gesicht konnte ich nicht sehen.

Ich ging schnell zur Taube. Jetzt saß sie doch auf dem Waldbrand, mit dem Gesicht zum Karton. Sie wollte bestimmt schlafen, aber es war so hell bei uns, dass sie es wahrscheinlich nicht konnte, und um mich abzulenken, googelte ich hektisch, was PMV genau bedeutete. Es war eine häufige Erkrankung bei Tauben; es gab wohl auch eine Impfung dagegen, die normale Stadttauben natürlich nicht erhielten, nur Zuchttauben, um die sich jemand kümmerte. Ich las, dass Tauben mit PMV neurologische Symptome bekamen und nicht mehr fressen, fliegen oder laufen konnten; manche konnten sich auch gar nicht mehr bewegen, je nachdem, wie schwer die Taube betroffen war. Für Menschen war PMV nicht ansteckend, erfuhr ich, wohl aber für andere Tauben, was hieß, dass wir diese Taube nicht in Kontakt mit anderen Tauben bringen durften. Das Schlimmste aber war, dass PMV tödlich enden konnte. Als ich das las, wurde mir erst ganz heiß, dann lief ein einzelner kalter Schauer meinen Rücken hinunter, und mir wurde klar, dass ich dieser Taube keinen Namen geben konnte. So dachte ich in diesem Moment wirklich: *Wenn sie stirbt und einen Namen hat, wird es noch schlimmer für mich.*

Die Wohnungstür fiel ins Schloss. Kathleen kam zurück in die Küche. »Was war das eben?«, fragte sie. »Hat das Krankenhaus angerufen?«

»Ich …«, setzte ich an. Wenn ich es jetzt nicht sagte, würde

Kathleen mich für immer hassen. Aber wenn ich es sagte, würde ich ihr vielleicht den Urlaub verderben. »Ich habe schlechte Nachrichten. Möchtest du sie hören oder lieber nach dem Urlaub?«

»Wie bist du denn drauf?«, fragte Kathleen. »Natürlich will ich es gleich hören, sonst denke ich doch den ganzen Urlaub darüber nach!«

»Okay«, sagte ich. »Ich wollte es vor Lola nicht sagen, weil ... Ich weiß auch nicht, warum ... Also: Egon ist ... Er ist heute Morgen gestorben. Ich wollte es dir wirklich früher sagen, aber –«

»Du verarschst mich, oder?«

Ich schüttelte den Kopf. Kathleen schaute auf ihre Hände und schwieg. Sie blinzelte ein paar Mal, ich sah eine Ader auf ihrer Stirn zucken, und gerade, als ich mir sicher war, dass sie anfangen würde zu weinen, sagte sie: »Das tut mir echt leid, Romy.« Sie öffnete die Arme. Es war eine Einladung zu einer Umarmung, ich legte meinen Kopf auf ihre Schultern, und es fühlte sich schön an.

»Warst du eigentlich dabei?«, fragte Kathleen. »Ich meine, hast du gesehen, wie –?«

Die Art, wie Kathleen das Wort »Tod« aussparte, sagte mir, dass sie dasselbe Problem hatte wie ich: Es sprengte unsere Vorstellungskraft, dass etwas so endgültig sein konnte, und vielleicht fürchteten wir beide, dass wir, wenn wir das Wort »Tod« aussprachen, auch noch alles Mögliche andere würden aussprechen müssen.

»Ja, ich war dabei«, sagte ich. Eigentlich hätte ich ihr gern erzählt, wie es für mich gewesen war, welche merkwürdige Stimmung im Zimmer geherrscht hatte, aber mir fiel plötzlich kein einziger Satz mehr ein. Nichts ergab mehr Sinn.

»Hast du schon mal jemanden sterben sehen?«, rutschte es mir heraus.

Sofort löste Kathleen die Umarmung, setzte sich aufrecht hin und schüttelte den Kopf. Schweigen breitete sich um uns herum aus. Es war so still und dicht, als würde ich in der Mitte eines Sees schwimmen und könnte mich niemandem mehr verständlich machen. Jedes Geräusch wurde vollständig vom Wasser verschluckt.

Langsam, ganz langsam sickerte in mein Bewusstsein, dass ich niemanden hatte, mit dem ich über Egons Tod sprechen konnte. Kathleen konnte oder wollte nicht; mit meiner Mutter wollte ich wiederum nicht reden. Die einzige Person, mit der ich in diesem Moment wirklich gern gesprochen hätte, war Egon.

Ein lautes Rascheln drang aus dem Kisten-Käfig der Taube. Der Zucker hatte ihr sichtlich Energie verschafft, und sie begann, im Käfig hin- und herzustolpern, rauf auf den Saugroboter, rein in die Flammen, wieder zurück zum Saugroboter. Als sie den Eierbecher mit Wasser umstieß und ich sofort aufstand und zum Karton ging, sagte Kathleen: »Ich habe das Gefühl, dass sie ein recht anstrengendes Haustier wird.« Ich glaube, sie war froh über den Themenwechsel.

Ich nahm die Taube aus dem Karton, drückte sie gegen meine Brust und legte mit der freien Hand den Käfig mit einer neuen, trockenen Zeitung aus.

»Lola hat sich übrigens zehn Mal die Hände desinfiziert, bevor sie gegangen ist«, sagte Kathleen.

»Einmal die Hände mit Seife waschen reicht eigentlich«, sagte ich und setzte die Taube auf einer Meldung über Fake News ab. Direkt daneben stand ein Artikel über Mikroplastik – darüber, dass wir es alle im Blut hatten, sie vielleicht auch, aber sie wusste es nicht. Dafür sah sie sofort, dass eine Erdnuss auf dem Wort »Mikroplastik« lag, und konnte nicht widerstehen. Sie pickte die Erdnuss an, pickte aber erneut daneben, gab auf und legte sich dann in der Form eines Baguettebrötchens daneben und schloss die Augen.

Ich breitete ein Handtuch über dem Karton aus – eine Ecke ließ ich frei –, damit es für die Taube dunkler war und sie besser schlafen konnte. So trug ich den Karton in mein Zimmer: einen provisorischen Zalando-Taubenkäfig für einen Tag. Die Taube war jetzt nur noch ein kleines gefiedertes Objekt, das wir überall mit hinnehmen konnten. Trotzdem meinte ich eine gewisse Sehnsucht nach Freiheit zu spüren, die sich durch den Karton hindurch in meinen Händen ausbreitete.

»Ist scheiße, dass ich jetzt packen muss und alles«, sagte Kathleen, die mir in mein Zimmer gefolgt war. »Jetzt bin ich die nächsten Tage nicht da. Ich hoffe, du kommst klar.«

»Ich bin erwachsen, ich sollte allein klarkommen«, scherzte ich. »Wie lange seid ihr eigentlich weg?«

»Eine Woche«, sagte Kathleen, und ihrem Tonfall war nicht zu entnehmen, ob sie sich darüber freute oder nicht.

»Worüber habt ihr eigentlich vorhin gestritten?«

»Ach, es ging um den Urlaub«, sagte Kathleen. »Das Ding ist: Lola will da gern hin, mir ist es ein bisschen zu teuer, und dann … hatten wir Differenzen über Finanzen.«

»Und, konntet ihr das klären?«

»Lola zahlt mir den Hinflug«, sagte Kathleen. »Voll lieb von ihr.« Aber sie sah nicht glücklich aus. Sie hatte schon einmal davon erzählt, dass es manchmal schwierig war, dass Lola und sie so unterschiedliche Budgets hatten. Dass Lola sie oft einlud, sei ja total lieb von ihr, hatte sie gesagt, aber sie, Kathleen, fühle sich dadurch irgendwie schuldig.

»Meinst du damit, dass du dich zu einer Gegenleistung verpflichtet fühlst, oder wie?«, fragte ich jetzt.

»So ungefähr, ja«, sagte Kathleen. »Aber es ging auch um dich.«

Ich wusste es, dachte ich. Ich hatte mich auf der Feier so danebenbenommen, dass Kathleen sich meinetwegen mit ihrer besten Freundin streiten musste. *Der Worst Case.* »Ich rede mal mit

Lola, okay?«, sagte ich. »Das ist ja sicher nichts, was sich nicht klären lässt, oder? Ich kann ihr die Reinigung bezahlen. Was man da auch immer reinigen musste, ich weiß jetzt gar nicht –«

»Es geht ihr nicht um die Reinigung«, unterbrach Kathleen mich. »Sie hatte sich den Abend anders vorgestellt, und dann standest du auf einmal im Mittelpunkt und –«

»Warum stand ich im Mittelpunkt?«, fragte ich verwirrt. Ich hatte doch draußen neben einem Busch gelegen, Mittelpunkt konnte man das ja wohl kaum nennen.

»Nachdem du weg warst«, sagte Kathleen. »Da standest du im Mittelpunkt. Weil alle über dich geredet haben.«

»Alle haben über mich geredet?«, fragte ich entsetzt.

»Nicht so!«, sagte Kathleen ungeduldig. »Niemand hat schlecht über dich geredet. Wir fanden nur diese Elon-Musk-Geschichte lustig, und dann kamen wir irgendwie auf Egon zu sprechen«, sagte sie. Sie schien Schwierigkeiten zu haben, sich an den ganzen Gesprächsverlauf zu erinnern. »Jedenfalls haben daraufhin alle irgendwelche Geschichten von ihren Großeltern erzählt, und dann ging es gar nicht mehr um Lola.«

Mein Herz schlug schneller, wahrscheinlich so schnell wie das der Taube. »Und dann war Lola sauer«, sagte ich, »weil es auf ihrer eigenen Feier kurz nicht um sie selbst ging? Euer verdammter Ernst?«

»Lola ist manchmal ein wenig territorial veranlagt«, sagte Kathleen.

Ich hustete, um nicht laut aufzustöhnen. Dann dachte ich an Klecks, einen sehr großen, äußerst dominanten Täuberich aus unserem Hinterhof mit einem weißen Streifen auf den grauen Flügeln und einem weißen Klecks auf dem Kopf. Er wohnte im Innenhof unserer WG, und Kathleen und ich machten uns manchmal über ihn lustig, weil sein Gurren gar so blechern klang. Er verbiss sich oft in die Köpfe seiner Kontrahenten und ließ dann nicht mehr los. Einmal hatte ich ihn sogar dabei gesehen, wie er seinem eigenen Weibchen auf den Kopf gehackt hatte, einfach so, ohne Vorwarnung, während beide draußen auf Futtersuche gewesen waren. Er war die angriffslustigste Taube, die ich kannte, und schien dramatische Auftritte zu lieben. Wenn er uns im Hinterhof entdeckte, landete er mit einem typischen Taubenkreischen fast senkrecht von oben. Dann ging er eilig auf und ab, manchmal tat er auch so, als würde er uns anfliegen. Das machte sonst keine andere Taube.

»Kathleen?«, fragte ich.

»Ja?«

»Ich kann dieses Gespräch über Lola gerade nicht führen. Es tut mir leid. Mein Kopf platzt. Ich finde es einfach lächerlich.«

»Ich glaube, Lola ist ein bisschen eifersüchtig auf dich«, sagte Kathleen. Sie sagte es mit derselben Nachsicht, mit der Mütter über ihre Kinder reden.

»Auf mich?«, rief ich. »Wieso das denn?« Lolas Eltern waren reich. Sie hatte diese schöne Wohnung, einen Job. Sie flog morgen in den Urlaub, und soweit ich wusste, lebte ihre ganze Familie noch.

»Alle fanden es so cool, dass du für Egon kochst ... also, äh, gekocht hast«, sagte Kathleen. »Das haben alle gesagt.«

»Es hat aber nichts gebracht, dass ich für ihn gekocht habe«, sagte ich.

»Warum?«

»Weil er trotzdem gestorben ist?«

»Hallo?«, sagte Kathleen. »Wir werden alle sterben, und irgendetwas muss man ja vorher essen?«

»Yoga?«, fragte sie dann, nach einer kurzen Pause.

»Hab ich jetzt eigentlich keine Lust drauf«, sagte ich, und Kathleen sagte: »Bitte, tu es für mich.«

Wir rollten unsere Yoga-Matten in ihrem Zimmer aus, neben dem bereits geöffneten Koffer, in den Kathleen schon Bikini und Sonnenmilch geworfen hatte.

»Lass das Leben durch dich hindurchfließen«, sagte die Stimme aus Kathleens Laptop.

Ich dachte an Lola und Egon und spürte schon eine gewisse Aggressivität in mir aufsteigen, doch da sagte Kathleen schon in harmonischem Singsang: »Lass die Flutwelle des Lebens einfach über dir zusammenschlagen.«

Ich sagte: »Word«, wir atmeten tief ein und aus, genau wie die Stimme aus Kathleens Laptop es uns befahl, und ein paar Minuten später merkte ich trotz allem, wie kleine Signale von Wohlbefinden durch mich hindurchgesendet wurden. Meine Muskeln waren warm, und ich spürte meinen Körper mehr als davor, wie einen eigenen Ort mit eigenen Grenzen.

»Okay, ich korrigiere: Ich finde es doch irgendwie gut«, sagte ich zu Kathleen, aber da war das Yoga-Video schon fast zu Ende, und Kathleen rief sofort: »Namaste!«, um auf jeden Fall schneller zu sein als die Yogalehrerin.

Es war lustig, aber danach ging ich trotzdem in mein Zimmer und heulte. Als ich mich wieder ein wenig beruhigt hatte, versuchte ich, das, was ich Egon hätte sagen wollen, als Brief für ihn aufzuschreiben. Er sollte wenigstens so erfahren, was ich ihm sagen wollte. *Lieber Egon,* schrieb ich, und dann kam nichts mehr.

Ich konnte keinen einzigen Satz mehr bilden. Ich konnte nicht denken, ich konnte nicht schreiben. Ich war mir selbst und allem so fremd, dass mir kein einziges Wort einfiel, das irgendwie passend gewesen wäre – genau wie damals, als meine Mutter weggezogen war. Damals hatte Egon mir vorgeschlagen, ich solle ihr einen Brief schreiben, aber jedes Mal, wenn ich damit anfing, wusste ich auf einmal nicht mehr, was ich sagen wollte, und malte stattdessen das Papier blau an oder bastelte Schiffe daraus.

Aus dem improvisierten Zalando-Käfig drang ein merkwürdiges, rhythmisches Knallen. Offenbar flog die Taube immer wieder gegen die Wände. Bis ich die wenigen Schritte zum Käfig zurückgelegt hatte, konnte ich nur daran denken, dass keine der vielen

Tauben, die ich in den letzten Jahren bei Egon gesehen hatte, sich jemals so verhalten hatte. Tauben flogen nicht ohne Rücksicht auf Verluste immer wieder gegen Wände, es sei denn, sie waren in blanker Panik.

Ich setzte mich vor den Käfig. »Na du?«, sagte ich. Ich hatte nicht erwartet, dass sie sofort aufhören würde, wild umherzufliegen, aber das tat sie. Sie blieb stehen und sah mich an. Ihre Pupillen waren immer noch sehr groß, als wäre sie betrunken.

Ich streckte einen Finger in den Karton. Die Taube wich nicht zurück, sondern blieb, wo sie war. Es sah fast so aus, als suchte sie Kontakt mit mir, dabei wollten die meisten Tauben eigentlich einfach nur in Ruhe gelassen werden.

Vorsichtig strich ich der Taube über den Kopf. Sie wich immer noch nicht zurück, im Gegenteil: Sie kam sogar ein Stück näher. Ihr Gefieder fühlte sich an wie Flaum, der jederzeit vom Wind weggeweht werden konnte, aber an ihrer Brust ragten spitze Knochen hervor, die anzufassen ich unangenehm fand. Jetzt lehnte sich die Taube gegen meine Hand. Ich war so erstaunt, dass ich für einen Moment in der Bewegung gefror, und dann, endlich, verstand ich es: Sie war einsam.

Ihre Federn strahlten nun eine vorsichtige Wärme aus, und ich konnte spüren, wie sie atmete. Sie war immer noch kugelrund und aufgeplustert, sogar an ihrem Kopf: Hunderte schwarze, nur wenige Millimeter große Federn, die normalerweise so dicht anlagen, dass sie eine glatte Fläche bildeten.

Ich traute mich kaum, mich zu bewegen. Vorsichtig begann ich, ihr mit einem Finger über die Wange zu streichen, wie ich das von anderen Tauben kannte: Wenn sie sich gegenseitig herzten, dann häufig am Kopf und an den Wangen.

»Du bist nicht allein«, sagte ich zu ihr, obwohl sie genau das war – ohne Schwarm, ohne Partnertaube, ohne Eltern, ohne Koordination, ohne Kraft.

Die Taube antwortete nicht. Sie schloss nur einmal kurz die

Augen und zog dabei das Lid von unten nach oben, was mich kurz verwirrte, für Tauben aber normal war. Um sie herum breitete sich eine kompakte, kleine Einsamkeit aus, die nun wie eine Wolke langsam zu mir herüberschwebte.

Ihr Schnabel war lang und glänzte in mattem Schwarz wie die Wirbel einer Geige, an denen die Saiten eingespannt werden. Die Schnabelwarze war noch nicht vollständig weiß, dazu war sie noch zu jung. Auch am Hals begann sie erst vorsichtig zu schillern – an der Brust in vereinzelten Flecken von Pink, das in Richtung Kopf nahtlos in ein flächigeres Grün überging.

»Ich bin da«, sagte ich zur Taube. Wahrscheinlich wäre es ihr lieber gewesen, wenn eine andere Taube da gewesen wäre, aber es war eben keine da. Ich war die Einzige, die da war, deswegen hatte die Taube mich auserwählt. Ich war besser als niemand.

Von draußen drang das Geräusch vorbeifahrender Autos zu uns hinein. Für die meisten Menschen war es ein ganz normaler Sonntagabend: Sie kehrten von einem Besuch bei der Familie oder von einem Date zurück, bestellten sich Essen oder sahen sich Serien an. Ich aber strich nur immer wieder mit dem Daumen über den Kopf der Taube, und irgendwann legte sie ihren Kopf in meine Handfläche, so wie Menschen das Gesicht an der Brust von jemandem vergraben. Ich spürte ihren harten Schnabel, doch ihre Federn waren so weich, dass ich nie auf Widerstand stieß, unter den Federn schienen immer nur noch mehr Federn zu liegen.

6

Kathleen flog am nächsten Morgen um 6:35 Uhr nach Marbella; um 6:55 Uhr schickte sie mir ein Foto von über den Wolken.

Ich hatte mich für 10 Uhr mit meiner Mutter verabredet, um Egon noch einmal zu sehen. Mir war übel, meine Beine knickten unter mir weg, und statt zu frühstücken, warf ich mir nur eine Banane in den Rucksack.

Meine Mutter trug Schwarz, ich ein Sommerkleid mit buntem Mosaikmuster, sie hatte noch ihren Rollkoffer dabei, offenbar war sie direkt vom Bahnhof zum Bestattungsunternehmen gekommen. Sie hatte mir die genaue Adresse geschickt, und aus dem Kontext wurde mir klar, dass sie das Institut ausgesucht haben musste, während ich mit der Taube beschäftigt gewesen war.

Als wir uns zur Begrüßung umarmten, fiel mir auf, dass ich gar nicht mehr wusste, wie sie sich anfühlte. Ihr Parfüm war auch neu, ein komplexes Gebilde aus Zitrus- und Holznoten.

Es war ein windstiller Vormittag, die Sonne wie gefiltert durch ein weißes Leinentuch. Egon lag aufgebahrt im hinteren Teil des Raumes, und auch wenn ich es nicht gewusst hätte, hätte ich sofort gesehen, dass er tot war. Alle Farbe war aus seinem Körper gewichen. Er sah aus wie eine Spur, die jemand im Schnee hinterlassen hatte. Ich nahm seine Hand in meine. Kein Puls. Sie war ganz kühl, und plötzlich musste ich an die kalten Füße der Taube denken. Die Taube war heute Morgen immer noch sehr schwach gewesen, und sie hatte wieder den Eierbecher mit Wasser umgeworfen, sodass ich den Käfigboden noch einmal neu hatte auskleiden müssen. Aber als ich sie wieder in den Käfig gesetzt hatte, hatte sie angefangen, wie wild im Kreis um ein Tempo-30-Schild herumzurennen. Nach einer Weile hatte sie sich direkt vor das Schild gesetzt und immer wieder daraufgepickt, als könnte sich durch das Tempo-30-Schild ein Tor zu einer anderen Welt öffnen, als müsste sie nur die richtige Technik dafür finden.

Sie dreht total durch!, hatte ich Rebecca in einer Textnachricht geschrieben. *Soll ich ihr noch mal Traubenzucker geben?*

Rebecca hatte mit einem Daumen nach oben geantwortet, und gefragt: *Kann ich um 12:30 Uhr vorbeikommen wegen Füttern? Passt dir das?*

»Ich habe jetzt eine Pflegetaube«, sagte ich leise zu meiner Mutter.

»Was?«

»Ich habe gestern eine kranke Taube gefunden.«

»Fängst du jetzt auch damit an?«, fragte sie. »Egon hat mit mir auch nur noch über Tauben geredet. Manchmal fand ich das richtig provozierend.«

Ich erinnerte mich vage daran, dass meine Mutter mal erzählt hatte, dass damals Tauben versucht hatten, auf ihrem neuen Balkonsofa zu brüten, was Egon und ich ziemlich witzig fanden, aber letzten Endes den Bezug des Sofas ruiniert hatte.

»Du musst *nicht Egon gefallen*«, sagte meine Mutter, die anscheinend immer noch glaubte, dass Egon mich gezwungen hatte, mich um Tauben zu kümmern.

Vor Wut drückte ich Egons Hand in meiner fest zusammen, erst dann fiel mir auf, was ich da tat.

»Ganz im Ernst, findest du wirklich, wir sollten dieses Gespräch hier vor Egon führen?«, zischte ich. »Lass uns wenigstens rausgehen!«

»Du hast mit den Tauben angefangen!«, sagte meine Mutter, und damit hatte sie auch wieder recht.

Ich strich Egon ein letztes Mal über den Handrücken, dann gingen wir durch die Gänge des Bestattungsinstituts nach draußen. Die Sonne brannte in meinen Augen, wir setzten uns in ein Café in der Nähe. Meine Mutter legte immer wieder betont beiläufig ihren Arm auf meine Schulter, woraus ich schloss, dass es ihr leidtat.

»Du musst nur dir selbst gefallen, hörst du?«, sagte sie schließlich. »Das habe ich eigentlich gemeint.«

Sie selbst hatte ihr ganzes Leben darum gekämpft, Egon zu gefallen, hatte sie mir einmal erzählt, aber damit gemeint: ihn zu beeindrucken. Erst hatte sie eine Ausbildung zur Krankenschwester absolviert, dann hatte sie Gesundheitswissenschaften studiert – die erste Akademikerin der Familie. Sie hatte es mir erzählt, als wäre ihre berufliche Laufbahn Egons Schuld. Aber ich war sowieso auf Egons Seite. Wenn sie mit irgendetwas recht gehabt hätte, wäre es eh nicht zu mir durchgedrungen.

»Mama?«

»Ja?«

»Schau mal, so sieht meine Pflegetaube aus.«

Ich hielt ihr ein Foto der Taube ins Gesicht, wie sie sich gerade in meine Handfläche kuschelte, ihre hellen Vollmondaugen geschlossen, der Schnabel betrübt nach unten gerichtet.

Jetzt wurde das Gesicht meiner Mutter ganz weich.

»Sie fiept noch«, sagte ich. »Sie ist noch ein Jungtier.«

»Es ist wirklich eine süße Taube«, sagte sie, ein wenig widerwillig. »Was hat sie denn? Ist sie irgendwo gegengeflogen?«

»Einen Taubenvirus«, sagte ich. »Aber sie ist auch unterernährt, und sie kann gerade nicht selbst fressen.«

»Oje«, sagte meine Mutter, und ich fragte übergangslos: »Wo, glaubst du, ist er jetzt?«

Immer wenn ich sie als Kind nach meiner Oma Martha gefragt hatte, hatte sie mir erklärt, dass sie jetzt im Himmel war, und ein wenig hoffte ich darauf, dass sie es jetzt über Egon noch einmal genau so sagen würde.

Aber meine Mutter schwieg und knetete ihre Hände. Die Sonne schien in ihre Augen, sodass ich den hellen gelben Ring um ihre Iris sah, denselben Ring, den Egon auch hatte. Ich selbst hatte braune Augen wie mein Vater, und plötzlich fand ich die Vorstellung gruselig, wie viele Menschen vor mir hatten leben müssen, damit am Ende ich dabei rauskommen konnte: Mensch nach Mensch nach Mensch, und ich dachte: *Ich kann das hier nicht glätten, es wird niemand kommen, der es rückgängig machen wird oder mir irgendetwas erzählen wird, das es zumindest für mich im Kopf rückgängig macht. Es ist vorbei.*

Ich fing an zu weinen und meine Mutter ebenfalls, und für einen kurzen Moment war die Distanz zwischen uns weg. Es war egal, dass wir uns so lange nicht gesehen hatten, dass wir so wenig miteinander gesprochen hatten. Wir waren zusammen hier, und vielleicht war es das Erste, was uns seit langer Zeit verband – dass Egon gestorben war. Ich wollte meine Hand auf ihre Schulter legen, tat es dann aber doch nicht.

Später nahm meine Mutter einen Schluck Kaffee, stellte die Tasse mit einem leisen Klirren auf dem Tisch ab und sagte: »Übrigens, Egons Beerdigung ist dann in zwei Wochen in Frankfurt, du kannst sehr gern bei mir übernachten.«

Ich schob meinen Espresso so abrupt von mir weg, dass der Kaffee an den Rändern überschwappte, und sprang auf.

»Wie kommst du eigentlich darauf, dass du alles bestimmen kannst?«, brüllte ich. An den Nebentischen drehten sich ein paar Leute zu uns um, aber ich schrie weiter: »Das ist so asozial! Ich habe mich um ihn gekümmert, und du fragst mich nicht mal nach meiner Meinung!«

Meine Mutter griff nach meiner Hand, um mich dazu zu bewegen, mich wieder hinzusetzen.

»Du warst nie da!«, rief ich. »Und jetzt kommst du an und erzählst mir, dass er zweihundert Kilometer entfernt von mir beerdigt werden soll?«

»Pssst, Romy, ich bitte dich«, sagte meine Mutter mit ängstlich aufgerissenen Augen. »Mach doch jetzt hier bitte nicht so eine Szene. Er soll in Frankfurt beerdigt werden, weil –«

Aber den Rest hörte ich nicht mehr. Ich warf mir den Rucksack über meine Schultern und stürmte davon. Am Horizont zog es sich schon wieder zu, graue Wolkentürme standen am Himmel, und die Luft klebte an meiner Haut. Ich konnte kaum atmen.

»Was für ein runtergerocktes Tierchen«, sagte Rebecca von der Taubenhilfe. Sie hatte um Punkt 12:30 Uhr geklingelt, ich hatte ihr aufgemacht und sie hineingelassen. Mein Herz schlug immer noch so schnell, es wurde einfach nicht langsamer. Sie war vielleicht Ende dreißig, Anfang vierzig, merkbar gestresst, und sie kam gleich zur Sache: »Habt ihr ein Handtuch und eine Küchenwaage da?«

Vorsichtig wickelte sie die Taube in ein Küchenhandtuch – »Taubenwrap« nannte sie das –, sodass der Kopf herausschaute, die Taube ansonsten aber ruhiggestellt war und nicht flattern konnte. Zwei bernsteinfarbene, kreisrunde Augen sahen uns dabei verstört an. Dann legte Rebecca die Taube auf unsere Küchenwaage, um zu sehen, ob sie unterernährt war.

»Hundertneunzig Gramm, wenn wir das Gewicht des Handtuchs abziehen.« Rebecca streichelte der Taube über den Kopf. »Armes, kleines Ding«, sagte sie und sah mich an. Ausgewachsene Tauben sollten mindestens um die dreihundert Gramm wiegen, hatte sie mir vorhin erklärt. Unsere Taube war zwar noch ein Jungtier, aber trotzdem deutlich unterernährt.

Egon hatte immer gesagt, Tauben seien die Arschtiere des Kapitalismus: Erst seien sie kapitalistisch auf Leistungsoptimierung hochgezüchtet und dann fallen gelassen worden. Immer auf die Schwächsten, dabei seien Tauben so nette Tiere. Er hatte auch oft darüber referiert, wie die Menschen die Tauben vor Tausenden von Jahren domestiziert und ihnen im Laufe der Zeit angezüchtet hatten, sich so oft zu vermehren, wie es nur ging. Das hätten die Tauben davor nicht gemacht, hatte Egon gesagt, und jetzt, wo die Menschen die Tauben nicht mehr brauchten, wollten sie sie wieder loswerden, indem sie sie verhungern ließen. Tauben seien im Prinzip obdachlose, hochgezüchtete Haustiere.

Für einen Moment zog sich in mir alles vor Mitgefühl zusammen, aber dann tauchte übergangslos meine Mutter in meinem Kopf auf, und mir wurde klar, dass ich ihr vorhin im Café etwas ganz anderes an den Kopf hatte werfen wollen. Nämlich: *Mach bei der Beerdigung, was du willst, aber erklär mir endlich: Warum habe ich immer noch das Gefühl, ein ausgesetztes Kind zu sein?*

»Alles okay bei dir?«, fragte Rebecca. »Du hast gerade so ins Leere geschaut.« Dann wollte sie wissen, ob die Taube wirklich noch gar nichts selbstständig gefressen hatte.

Ich sagte Nein, und sie nickte düster. »Typisch für die PMVler.« Sie sagte es, als hätte sie selbst eine ganze Fußballmannschaft von PMV-Tauben, als würde sie ihre Pappenheimer schon kennen – *diese PMVler wieder!* –, und als ich sie fragte, ob sie daheim auch Tauben pflegen würde, sagte sie: »Ja. Das Problem dabei ist, dass man die PMVler von den anderen Tauben trennen muss, damit die sich nicht gegenseitig anstecken. Deswegen habe ich die PMV-Tauben im Bad und die anderen im Gästezimmer. Aber gerade geht wirklich gar nichts mehr; ich bin absolut voll.«

Mit diesen Worten legte sie die gefesselte Taube vorsichtig auf dem Boden ab und setzte sich daneben. Aus ihrer Tasche holte sie eine Spritze, mit der sie einen leicht verdaulichen Instantbrei aufzog, der dezent nach Orange roch. Dann steckte sie einen durchsichtigen Plastikschlauch auf die Spritze, nahm die Taube im Handtuch-Wrap in die andere Hand und hielt ihr umstandslos den Schnabel auf, während sie gleichzeitig den Hals überstreckte, genauso wie sie uns das letzte Nacht erklärt hatte. Mit einer geübten Bewegung schob sie nun den Schlauch in den Hals und drückte die Spritze herunter.

Die Taube wehrte sich ein bisschen, fiepte zwei Mal anklagend, nachdem Rebecca ihr der Schlauch wieder aus dem Hals gezogen hatte, aber dann schmatzte sie und schien sich zu entspannen. Rebecca lockerte den Handtuch-Wrap, die Taube stolperte mit dem Gesicht voran heraus und landete unsanft auf dem Boden. Sofort fing sie wieder an zu picken, pickte aber immer noch ins Leere.

Ich fragte mich, ob die Taube Doppelbilder sah oder Halluzinationen hatte. Sie schien jedenfalls immer irgendwo etwas zu sehen, was wir nicht sahen. Vielleicht konnte sie ihre Bewegungen aber auch wirklich gar nicht koordinieren.

Rebecca griff sie sich noch einmal, um zu untersuchen, ob Flügel oder Beine gebrochen waren oder ob sie Beläge im Schnabel hatte – Hinweise auf eine Krankheit. Aber bis auf PMV schien die Taube nichts zu haben.

»Pass auf, ich mache das normalerweise nicht, aber ... Könntest du dir vorstellen, dass du die Taube weiterbetreust?«, fragte Rebecca. »Wir haben in der Gruppe gerade keinen einzigen Pflegeplatz mehr frei, das Tierheim ist auch voll. Wahrscheinlich müsstet ihr sie drei Mal am Tag per Hand füttern, schaffst du das?«

Als ich nicht sofort antwortete, schob sie hinterher: »Einen Käfig könnte ich auch stellen, ich hab noch einen im Auto.« Plötzlich klang sie total übermüdet.

Ich wusste von Egon, dass die Taubenhilfe immer wahnsinnig viel zu tun hatte. Er war dort früher einmal Mitglied gewesen – bevor er so schwach geworden war und gar nichts mehr gemacht hatte. Die Stadttaubenhilfe war eine Art Rettungsdienst für Tauben, und diejenigen, die am nächsten dran waren und gerade Zeit hatten, sprangen ein, sobald ein Notfall gemeldet wurde. Allerdings bezahlten die Menschen, die sich hier engagierten, ihre ganze Ausrüstung selbst und machten alles in ihrer Freizeit. Manche waren wohl auch in einer Art Verein organisiert; in diesem Fall trug der Verein die nötigen Auslagen.

»Drei Mal am Tag?«, fragte ich und hätte am liebsten Nein gesagt. Wie sollte ich das mit meinen Schichten in der Bahnhofsbuchhandlung hinkriegen? Aber Rebecca sah so verzweifelt aus, dass ich es nicht konnte, und die Taube machte ein paar kleine Schritte zu Rebeccas Schuhen und pickte erst neben, dann auf die Schnürsenkel, dann auf einen Fleck am Boden und schließlich – sehr sanft – auf meinen kleinen Zeh.

In diesem Moment knurrte mein Magen, und Rebecca sagte, sie habe auch noch nichts zu Mittag gegessen, sie käme zurzeit einfach zu gar nichts. Dann zeigte sie mir, wie ich vorzugehen hatte, und forderte mich auf, vor ihren Augen zu üben, den Schlauch in den Hals der Taube einzuführen. Es war gar nicht so leicht, manchmal stieß ich irgendwo an, die Taube schluckte, und ich hatte Angst, dass ich sie gerade erstickte oder ihr den Magen durchbohrte. Es war einfach ein so kleiner Hals, eine so kleine Zunge, an der der Schlauch vorbeimusste. Ein so kleines fragiles Tier.

Rebecca behauptete, dass ich mich geschickt anstellte. Ob sie das wirklich so meinte oder es nur sagte, um mir Mut zu machen, konnte ich nicht einschätzen. Dann fragte sie, ob ich in ihre Tauben-Chatgruppe aufgenommen werden wollte. »Dann kannst du jederzeit Fragen stellen, wenn du welche hast«, sagte sie. Auch Meldungen zu verletzten Tauben kämen dort an, so könnten sie sich die Tauben aufteilen.

»Klar, gern«, sagte ich, aber ich war so durcheinander, dass ich in diesem Moment wahrscheinlich auch ein Abo für eine Fernsehzeitung abgeschlossen hätte, wobei, gab es das überhaupt noch, Fernsehzeitungen?

Sie schrieb mir schnell alles auf, was ich wissen musste: wie ich das Futter zubereiten sollte, auf welche Hygienestandards ich achten musste, wie oft wir sie füttern mussten, wie der Kot aussehen sollte. »Und achte darauf, dass du den Hals richtig überstreckst«, sagte sie noch einmal. »Wenn sie etwas in ihre Luftröhre bekommt, stirbt sie.«

Zum Schluss bekam ich von Rebecca noch einen Taubenkäfig geliehen, der eigentlich ein Katzentransportkorb war. Trotzdem passte die Taube perfekt hinein.

Als Rebecca sich verabschiedet hatte, nahm ich die Taube kurz in die Hand. Sie war weich und warm und erst wenige Wochen alt. *Sie weiß ja noch gar nichts von der Welt,* dachte ich, *das arme kleine Tier, und jetzt muss sie mit mir zusammenwohnen.*

Plötzlich fiel mir Kathleen ein. Sie musste ja wohl auch Bescheid wissen, wenn hier eine Taube einzog. Ich schrieb ihr sofort eine Nachricht.

Ja, für eine kurze Zeit ist das sicherlich okay mit der Taube, aber auf längere Sicht unhygienisch?!, antwortete Kathleen kurz darauf.

Aber Egon meinte immer, die meisten Krankheiten und Parasiten, die Tauben haben können, sind taubenspezifisch, schrieb ich.

Das heißt, wir können uns gar nicht anstecken?

Außer an Salmonellen vielleicht, aber da reicht es doch, wenn wir uns einfach gründlich die Hände waschen?

Ja, aber ich habe keinen Bock auf noch mehr Stress, schrieb sie, *ist mir sowieso alles schon zu viel mit Lola. Es passieren übrigens unglaubliche Dinge hier, ich will nach Hause.*

Was für unglaubliche Dinge?, fragte ich, und Kathleen schickte ein paar Bilder von bunt garnierten Cocktailgläsern am Rande eines Swimmingpools.

Sie sind den ganzen Tag betrunken, schrieb sie. *Ich bin zu alt für so etwas. Außerdem totaler Stress, sich »richtig« anzuziehen. Lola muss hier mit ihren Freund:innen mithalten, superanstrengend.*

Kathleen hatte schon einmal erzählt, wie sehr Lola offenbar unter dem Druck stand, irgendwelchen geheimen Dresscodes zu entsprechen. Das sei ihr als Kind schon eingetrichtert worden, hatte Kathleen gesagt, ihr Vater sei sehr streng gewesen, als wäre es von herausragender Bedeutung, zu jedem Zeitpunkt tadellos eingekleidet zu sein. »Lächerlich«, hatte Kathleen gemeint. »Aber was soll man machen.« Lolas Kleiderschrank sei nach Farben geordnet, und sie habe auf ihrem Handy viele Fotos, die sie daran erinnerten, wie man unterschiedliche Kleidungsstücke am besten kombiniert.

Vielleicht stand hinter dem Ganzen eine Art Peer Group Pressure. Man musste sich den ästhetischen Gesetzen beugen. Oder musste man zeigen, dass man sowohl Geld als auch Geschmack besaß? Mir war das ganze Milieu einigermaßen fremd. Egon hatte Maler und Lackierer gelernt, und meine Mutter war ja Krankenschwester gewesen, bevor sie sich weitergebildet hatte. Ich selbst hing irgendwo dazwischen und zog einfach immer das an, was mir in diesem Moment gerade gefiel.

Wahrscheinlich ist mir Lolas ganze Persönlichkeit fremd, überlegte ich. Sie wirkte so stark und extrovertiert, und sie unternahm immer viel mit Kathleen. Demnächst wollten sie einmal paragliden gehen, hatte Kathleen erzählt. Sie hatte mir auch einmal gesagt, dass Lola und ich unglaublich verschieden seien und dass das genau ihre Persönlichkeit abdecke – es passe einfach perfekt. Mit mir würde sie die introvertierten Sachen machen wie Yoga und sich unterhalten, und mit Lola unternahm sie die ganzen Aktivitäten. Lola und sie feierten auch ihre Geburtstage immer groß, mit vielen Gästen und Büfett und allem. Ich hingegen feierte meinen nie richtig, ich hatte immer nur mit Egon Kuchen gegessen, während sich von draußen der Verkehr vorbeischob und ich mich fragte, ob meine Mutter nicht vielleicht doch spontan vorbeikommen würde.

7

Später am Tag, Schicht in der Bahnhofsbuchhandlung. Ich ging die Stufen zum Haupteingang hoch, und da stand er: Jakob, er drehte gerade einen Zeitungsständer, mein Körper wurde plötzlich ganz leicht, als hätte die Schwerkraft abgenommen. »Kann ich Ihnen helfen?«, fragte ich.

Er fuhr herum und sagte: »Hey.«

»Hast du auf mich gewartet, oder wolltest du eine Zeitung kaufen?«, fragte ich. Gerade hielt er *The Times* in den Händen.

»Beides?«

»Raus mit der Sprache: Was verschafft mir die Ehre?«, fragte ich. Ich war selbst überrascht, wie unbeschwert meine Stimme klang.

Wir standen einander gegenüber, so nah, dass ich meinte, an seinen Haaren den Geruch von warmem Holz wahrnehmen zu können.

Instinktiv ging ich noch einen Schritt näher, und als ich bemerkte, was ich gerade tat, trat ich wieder einen Schritt zurück. Sein Gesicht war immer noch sehr symmetrisch.

»Ich wollte nur schauen, ob du von deinem Drogentrip von vorgestern inzwischen runtergekommen bist. Gestern Abend am Telefon war ich mir nicht wirklich sicher …«

»Wieso, das war doch ein *ganz normales* Gespräch«, behauptete ich. *Kannst du noch mal meinen Namen sagen?,* hallte es in meinen Ohren. Es schüttelte mich ein bisschen, wenn ich daran dachte, aber irgendwie war es auch lustig (und tragisch – warum hatte ich es so nötig meinen Namen aus dem Mund von jemand anderem zu hören?).

»*Das* war normal für dich?«, fragte Jakob, an dem mein Witz offenbar vorbeigegangen war.

»Nee, keine Sorge, das war nicht mal für mich mehr normal«, sagte ich.

»Ach so, haha!«, sagte er.

Ich stellte noch ein paar Fragen – »Und, wie war die Feier noch?«, »Wie lange bist du noch geblieben?«, »Bist du wieder gut trocken geworden nach dem Gewitter?« –, aber dann sah ich, dass mir die Kollegin, die die Schicht vor mir hatte, böse Blicke zuwarf, sie wollte nach Hause, und ich sagte zu Jakob: »Ich muss dann leider mal arbeiten, aber wenn du eine Zeitschrift kaufen willst, bin ich immer für dich da! Immer!«

Wir umarmten uns zum Abschied. Es war das erste Mal, dass wir das taten, und für einen kurzen Moment fühlte ich mich so wie bei Egon: als wäre ich in der Mitte des Universums. Ich war nicht vorsichtig, ich sagte mir nicht: *Pass auf, er ist nicht sicher, du kennst ihn noch gar nicht*. Ich ließ es einfach zu.

Fünf Minuten später, als er wirklich mit der *Times* zur Kasse kam, begann ich, es zu bereuen.

»Liest du die öfter?«, fragte ich.

»Bisher nicht«, sagte er. »Ich dachte, ich sollte mich besser mal ein bisschen vorbereiten. Geht ja schon bald los.«

»Was geht los?«

»Ach so, hast du das gar nicht mitbekommen?« Er räusperte sich. »Ich ziehe bald nach London.«

»Was machst du da?«, fragte ich.

»Dasselbe wie hier«, sagte er. »Arbeiten. Meine Firma bietet an, dass man eine Zeit lang im Ausland arbeiten kann.«

»Wow, herzlichen Glückwunsch!«, sagte ich, aber das schien ihn verlegen zu machen, und er sagte:

»Na ja, vielleicht wollen sie mich auch loswerden. Ich meine, als Softwareentwickler könnte ich ja sowieso von überall arbeiten.«

»Wie lange bist du denn dann in London?«

»Ein Jahr«, sagte er, er nahm die Zeitung und klemmte sie sich unter den Arm, als wollte er jetzt sofort gehen oder jetzt sofort abfliegen, und ab diesem Zeitpunkt bekam ich nicht mehr wirklich mit, wie er reagierte. Mein Herz hatte wieder angefangen zu rasen.

Von der Kasse aus hatte ich einen guten Blick in die Bahnhofsvorhalle: Tausende Schritte auf Asphalt, die Abstände zwischen den Menschen vergrößerten und verringerten sich ständig, Leuchttafeln, Lautsprecherdurchsagen, Stimmengewirr und das Geräusch von Rollkoffern, die hinter Menschen hergezogen wurden. Mein Herz schlug immer noch zu schnell. Um mich zu beruhigen, holte ich meinen Block heraus und versuchte, den Brief an Egon weiterzuschreiben. *Danke,* schrieb ich, dann waren die Wörter wieder weg. In meinem Kopf war nur weißes Rauschen.

Ich zeichnete ein paar Sterne auf das Blatt Papier, der Stift kratzte leicht auf der Oberfläche. Aber da musste ich wieder an die WG-Feier denken, an das Gefühl, hoch oben über allem in der Dunkelheit zu schweben, wie entsetzt mich danach alle angestarrt hatten, dass ich für Kathleens Freunde jetzt bestimmt für immer die war, die Gras nicht vertrug und die ganze Zeit Angst vor Elon Musk gehabt hatte. *Wahrscheinlich auch für Jakob,* dachte ich, *auf welcher Basis hast du dir eigentlich überhaupt Hoffnungen gemacht? Wie kannst du dich überhaupt innerlich so schnell an Leute hängen, die du nicht mal richtig kennst?*

Mein Handy vibrierte. Rebecca hatte mich der Tauben-Chatgruppe hinzugefügt. Wenige Sekunden später kam die erste Meldung: Eine apathische Taube saß vor einem Crêpe-Stand in der Innenstadt. Die Besitzer hatten ihr Haferflocken gegeben, aber sie hatte nichts gefressen, was tatsächlich gut war. Laut Egon sollte man Tauben nie Haferflocken geben, weil diese die Tiere von innen verkleben konnten, aber das wussten die Leute, die die Taube gefunden hatten, offensichtlich nicht.

Jetzt tauchte Zausel ungefragt in meinem Kopf auf. Heute Morgen hatte ich ihm noch Futter auf Egons Fensterbrett gelegt. Wie würde es mit ihm weitergehen? Und mit Egons Wohnung? An wie viele Dinge konnte ich eigentlich noch gleichzeitig denken, ohne verrückt zu werden? Und wo war Egon jetzt?

Meine Hände blätterten rastlos durch die Zeitungen: Fotos von Politikern, von Schauspielern, fett gedruckte Überschriften, Kriegsfotografien, Raketenbilder, Drohnen. Irgendwo gab es gerade Waldbrände, Wahlen sollten beeinflusst werden. *In welcher Wirklichkeit leben wir eigentlich?*, dachte ich. Wo waren die ganzen Toten eigentlich, und wie *konnte* es sein, dass das Weltall pro Sekunde siebzig Kilometer anwuchs?

Alles drehte sich, ich konnte kein einziges Wort mehr lesen, dabei war ich umgeben von Titeln, Schlagzeilen, Aussagesätzen und Ausrufezeichen. Schwarz-weiße Punkte. Alles schien mir exakt gleich weit weg und gleich nah zu sein. Schnell öffnete ich Instagram. Lola hatte eine lange Story aus Spanien hochgeladen: Kathleen und sie in kurzen Kleidern abends in einer Bar, am Meer, am Pool. Irgendein Gericht mit Garnelen und Weißbrot. Kleine bunte Kuchenstücke, deren Glasur im Sonnenlicht glänzte. Sie hatte aber auch ein Reel mit der Taube – meiner Taube – gepostet. Es war wirklich toll geworden. Die Taube kam sehr gut rüber, und offensichtlich mochten doch einige Leute Tauben, denn das Reel hatte viele Likes bekommen. Kurz flackerte Freude in mir auf, dann traf mich die plötzliche Erkenntnis: Indem ich so an Kathleen geklebt hatte, hatte ich mich implizit und unabsichtlich zwischen sie und ihre beste Freundin geschoben. Kein Wunder, dass Lola mich hasste. Eine Welle der Scham überrollte mich.

Und da passierte es wieder: Mein Körper entfernte sich von mir, ich sah mich von außen. Ich sah: eine mittelgroße Frau mit mittelbraunen Haaren hinter einem Tresen, einfach nur irgendjemand in irgendeiner Bahnhofsbuchhandlung. *Ich hasse alles, was ich mache, ich hasse alles, was ich bin,* dachte die Frau. Ihre Hände ballten sich zu Fäusten, Energie wurde durch ihre Adern gepumpt, sie musste irgendetwas tun, um diesen Zustand zu beenden. Wie ferngesteuert ging die Frau zur Tür und hängte ein *Geschlossen*-Schild davor. Dann fuhr sie mit dem Fahrrad zum Fluss, bunte Schlieren in ihrem Sichtfeld, Wind in den Haaren, die Luft drückte sich schwer und feucht gegen ihre Haut. Im Nachhinein würde sie sich an den Weg nicht einmal mehr erinnern.

Das Wasser war kühl. Es zog sie einfach mit sich, jeder andere wäre auf dieselbe Weise mitgezogen worden. Es war egal, wer sie war.

Aber Schwimmen half nicht. Sie kam an ihrer Ausstiegsstelle an, in ihrem Kopf das immer gleiche Echo: *Wie nutzlos kann man eigentlich sein? Was für eine Freundin bist du eigentlich? Was kannst du überhaupt?*

Die Frau hielt die Luft an und tauchte unter, bis sie das Gefühl hatte zu ersticken. Wasser auf ihrem Gesicht, an ihren Nasenlöchern, der Herzschlag immer schneller, immer weniger Sauerstoff im Blut. In diesem Moment fühlte es sich für sie richtig an. Sie brauchte das Gefühl einer sich nähernden Grenze. Dann irgendwann: der starke Impuls einzuatmen.

Erst da tauchte sie wieder auf. Sonne an ihren Augen, Wasser auf den Wimpern, an der Kopfhaut, es lief an ihrem Nacken hinunter. Sie war einfach nur irgendjemand in irgendeinem Fluss. Sie tauchte noch einmal unter.

Wenn du jetzt sterben würdest, wärst du bei Egon, dachte sie. *Oder du wärst nirgendwo. Auch egal.*

Plötzlich wurde sie von den kreisrunden bernsteinfarbenen Augen einer jungen Taube mit langem Schnabel angesehen. Es war ein Blick, der Vertrautheit voraussetzte, ein Blick, der sich an sie gewöhnt hatte.

Ein paar Sekunden später legte sich ein Schalter in ihrem Kopf um. Die Frau tauchte wieder auf. Der Himmel war eine so gleichmäßig glatte blaue Fläche, dass sie unweigerlich nach Abstufungen oder Flecken suchte, ohne welche zu finden. Die Sonne wärmte ihre Haare, aber der Wind war durch das Wasser auf ihrer Haut plötzlich angenehm kühl. Die Blätter der Bäume wiegten sich leicht hin und her, und sie sah zum ersten Mal kleine rosafarbene Blütenköpfe am Ufer, die sie dort noch nie gesehen hatte.

Handyklingeln. »Wo bist du?« Die Stimme meines Chefs. Langsam kam ich wieder zu mir, als würde ich mühsam aus einer anderen Realität wiederkehren.

»Ich bin … Ich war …«, sagte ich hilflos. »Es tut mir total leid, ich musste ganz schnell heim.«

»Du verstehst schon, dass du nicht einfach so nach Hause gehen kannst, egal, was ist?«, sagte mein Chef. »Wieso hast du nicht angerufen?«

»Weil ich … Ich konnte irgendwie nicht mehr richtig denken.«

Mein Chef schnaubte, dann legte er auf. So wütend hatte ich ihn noch nie erlebt. Ich verstand es als Warnung, und das war es ja auch: Wenn so etwas noch mal passieren würde, hätte ich die längste Zeit einen Job gehabt.

Ich zog mich schnell an, setzte mich aufs Rad und fuhr zurück auf die Arbeit, um mich persönlich bei meinem Chef zu entschuldigen. Ich weinte ein bisschen – nicht absichtlich, es passierte einfach so – und sagte, ich wisse selbst nicht, was passiert sei, *mea culpa*, alles meine Schuld, es wird nie wieder vorkommen, und das hoffte ich in diesem Moment wirklich: dass es einfach nie wieder vorkommen würde. Mein Chef erschien mir in diesem Moment groß und wütend und gefährlich, sein Hemd stand ein bisschen offen, und ich konnte ein paar Brusthaare sehen, aber ich glaube, das war keine Absicht, es war einfach so heiß.

Er hörte sich an, was ich vortrug, aber ich war mir nicht sicher, ob er mir glaubte. Wahrscheinlich dachte er, ich hätte zu lang gefeiert: unbeschwerte Jugend oder so ähnlich, wir wollten doch alle nur Spaß haben, wir hatten einfach viel zu viel Spaß. Ich schätzte ihn auf Ende fünfzig, unsere Arbeitsbeziehung bisher war okay gewesen. Manchmal meinte ich aber auch kritische Blicke von seiner Seite zu spüren, vor allem wenn ich Regale einräumte. Er fing dann an miteinzuräumen und räumte alles fünf Mal schneller weg als ich. Vielleicht eine Anspielung, dass ich zu wenig effizient war, aber vielleicht projizierte ich auch das, was ich über mich glaubte, auf ihn: dass ich keine besonders schnelle Person war.

Ich wollte diesen Job so gern behalten. Von allen Jobs, die ich bisher gehabt hatte, passte dieser am besten zu mir. Ich konnte heimlich den ganzen Tag lesen, durfte ab und zu alte Zeitungen mitnehmen und musste nicht durch innere Anwesenheit oder übertriebene Motivation bestechen. Früher hatte ich einmal als Hostess auf einer Messe gearbeitet, was schrecklich gewesen war: so viele Gesichter, ich musste sie alle anlächeln, während ich mich für nichts von alldem interessierte. Ich wollte keinen Small Talk führen, ich wollte einfach nur allein sein und malen oder etwas entwerfen.

Den Rest des Nachmittags gab ich mir besonders Mühe, eine gute Angestellte zu sein. Ich reinigte die Kaffeemaschine. Ich ging im Laden umher und schob die Bücher so ins Regal, dass die Buchrücken genau auf Kante standen. Ich schrieb meinem Chef noch einmal eine Entschuldigung über WhatsApp, auf die er zunächst nicht antwortete. Irgendwie hatte ich das Gefühl, dass alles, was ich gerade tat, daraus bestand, mich bei Leuten zu entschuldigen. Ob das wohl mein Lebenssinn war?, überlegte ich. *Hier ist Romy, es tut ihr wirklich furchtbar leid!*

Eine Stunde später meldete er sich dann doch: An sich habe er Verständnis, aber es dürfe nicht mehr vorkommen, dass ich einfach nach Hause ginge, ohne vorher Bescheid zu sagen. Er habe nur durch Zufall gesehen, dass niemand da sei. Er habe nicht vorgehabt einzuspringen, es aber trotzdem getan. *Nichts für ungut,* schrieb er, und ich überlegte, ob das schon die Vorstufe zur Kündigung war: *Nichts für ungut.*

Erst da fragte ich mich, was eigentlich genau mit mir passiert war, und begann zu googeln: »Sachen machen, obwohl man nicht will« – »Automatische Bilder im Kopf« – »Sich so fühlen, als würde man sich selbst zuschauen«, und stieß auf den Begriff Dissoziation. Die Erklärung, dass man in Stresssituationen manchmal auf Autopilot schaltete, schien mir zu passen.

Als Nächstes googelte ich »Dissoziation – Suizidgedanken«, aber die Treffer überforderten mich, ich schloss den Browser und atmete tief durch. *Was soll ich machen?*, dachte ich. *Irgendwas muss ich machen, so kann das nicht weitergehen. Ich kann nicht für immer so unglücklich sein.*

Als ich die Buchhandlung verließ, ging die Sonne glühend pink unter, der ganze Himmel in Schlieren aus Rosa und Orange. Ein Taubenschwarm machte seinen abendlichen Rundflug. Mit leisen, gleichmäßigen Geräuschen glitt er über die Häuserdächer, über Schornsteine und Leuchtreklamen, und die Flügelschläge klangen so, als würden ganz viele Menschen gleichzeitig leise »ts« sagen.

Ich stellte mir vor, dass die Tauben in diesem Moment bestimmt glücklich waren. Zumindest sahen sie für mich, von unten, glücklich aus: weiße Flügelschwingen, angelegte Füße, synchrone Bewegungen, es flog sich sicherlich leicht an diesem Abend. Es war ein bewundernswert großer Schwarm, der es irgendwie schaffte zu überleben, aber wie nur? Die Tauben fanden in der Stadt ja nirgendwo Futter, zumindest keines, das sie vertragen hätten. Dreißig bis fünfunddreißig Gramm Körner brauchte eine Taube eigentlich pro Tag.

Hunderte Schnäbel und Augen und zahnstocherdünne Beine in der Luft. *Wie können sie eigentlich überleben?*, fragte ich mich erneut.

Ich drehte den Haustürschlüssel im Schloss um. Unsere Wohnung roch wie immer, leicht nach Holz, leicht nach abgestandener Luft und Kaffeetassen, die stehen gelassen worden waren. Mich verließ jegliche Kraft. Sogar Atmen war schwer. Ich fühlte mich wie etwas, das aus großer Höhe abgeworfen worden war und nun da lag, wo es eben lag.

Mein Handy vibrierte, zwei neue Beiträge in der Taubengruppe: Eine Taube hing in einem Netz über dem Karstadt fest, sie lebte noch. Im Hauptbahnhof hatten Polizisten ein Taubenbaby gefunden, es konnte nun an der Information abgeholt werden.

Keine Energie, den Arm zu heben. Ich lag im Bett, hörte das Bremsen und Beschleunigen der Autos draußen, Flugzeuge, die vorbeiflogen, betrunkene Jugendliche, deren Rufe in der Straße widerhallten. Ich wollte etwas machen, einfach irgendetwas, um diesen Zustand zu beenden, aber mein Atem drückte mich immer wieder in die Matratze, und meine Arme waren viel zu schwer, und alles, woran ich denken konnte, war, dass das hier der letzte Sommer mit Egon gewesen war und dass es nicht sicher war, ob ich jemals wieder jemanden so sehr lieben würde wie ihn.

Erst als die Taube zu randalieren begann, fiel mir ein, dass ich sie noch füttern musste. Ich legte ihr drei Erbsen und fünf Sonnenblumenkerne hin, sie blickte mit großen Augen darauf – und pickte daneben. *Sie kann immer noch nicht fressen,* dachte ich und spürte etwas in mir sinken, tiefer und tiefer. Immerhin nahm sie den Eierbecher mit Wasser, den ich ihr hinhielt, dankend an, steckte den Kopf hinein und trank mit gut hörbaren Schlucken. *Sie ist jetzt meine Verantwortung,* dachte ich. *Wenn ich es nicht schaffe, ihr etwas einzuflößen, verhungert sie.*

Ich rollte die Taube in einen Taubenwrap ein, genau wie Rebecca es mir gezeigt hatte, und klemmte ihn mir vorsichtig zwischen die Beine, damit ich beide Hände frei hatte. Die Spritze mit Taubeninstantbrei lag aufgezogen neben mir, aber ich schaffte es nicht, mit einer Hand den Schnabel zu öffnen und mit der anderen den Schlauch einzuführen. Die Taube presste den Schnabel so fest zusammen, wie sie nur konnte. Vor Anstrengung zitterte ihr Kopf, ihre Augen waren riesig und verzweifelt, ich spürte ihr Herz sogar durch das Handtuch hindurch gegen meine Beine pulsieren. Nach den ersten Versuchen fing sie an, mich zu beißen.

Ich wusste von Egon, dass Tauben eigentlich Fluchttiere waren – wenn sie flüchten konnten, taten sie es. Nur wenn das nicht möglich war, hackten sie manchmal. Jetzt biss mich die Taube, so fest sie konnte. Sie sah mich frontal an; ihre Augen waren schräg, wie bei einem Bussard. Erneut pickte sie nach mir, erwischte meinen kleinen Finger und schüttelte ihn hin und her.

»Mann, ich will dich doch einfach nur füttern!«, sagte ich. Erneut versuchte ich, den Schnabel der Taube mit zwei Fingern aufzuhalten, aber erst versperrte die Taube ihn, dann öffnete sie ihn zwar, verbiss sich aber sofort wieder in meinem Finger.

»Was glaubst du eigentlich, wer du *bist*?«, schrie ich irgendwann. »König Ludwig XIV., oder was? Du frisst, was dir vorgesetzt wird!«

Die Taube starrte mich mit schreckgeweiteten Pupillen an. Es tat mir sofort leid. Ich hatte ein *Taubenbaby* angeschrien, was war los mit mir? Dann rief ich aus einem Impuls heraus Jakob an. Er war der Einzige, der mir einfiel. Egon war tot, meine Mutter, Kathleen – sie alle fielen aus, es blieb nur Jakob übrig.

Zu meiner Überraschung ging er sofort ran. Er klang skeptisch, als ich das mit der Taube sagte, aber als ich ihm die Tür öffnete und er den Vogel im Käfig sah, sagte er: »Gott sei Dank, die Taube ist echt! Ich dachte schon, du wärst wieder auf so einem Trip hängen geblieben. Wobei ... Taubentrip wäre immer noch besser als das mit Elon Musk, aber ich –«

»Was heißt hier ›schon wieder‹?«, unterbrach ich ihn beleidigt. »Ich hatte nur einen einzigen Trip in der letzten Zeit!«

»Alles gut«, sagte Jakob schnell und lächelte mich an. Mein Magen knurrte, aber wir taten beide so, als hätten wir es nicht gehört. Stattdessen fragte Jakob: »Wo hast du die Taube denn gefunden?«

Ich erklärte es ihm. Dann holte ich die Taube aus dem Käfig, wickelte sie erneut in einen Taubenwrap, und wir fingen an.

Wir knieten uns auf den Boden, Jakob nahm die Taube zwischen seine Beine, dann zeigte ich ihm, wie er mit der einen Hand den Kopf der Taube überstrecken musste und mit der anderen den Schnabel aufhalten. Soweit ich es von außen beurteilen konnte, hielt er sie so fest wie nötig und so leicht wie möglich, und ich fragte mich, ob er es bei Lolas Party bei mir auch so gemacht hatte. Ich konnte sogar kurz wieder seine Hände auf meinem Rücken spüren.

»Können Tauben eigentlich kotzen?«, fragte Jakob.

Tauben können auch kotzen, bestätigte ChatGPT.

Wir glaubten ChatGPT einfach, weil wir uns das Googeln sparen wollten. Es war beruhigend anzunehmen, dass die Taube sich des Futters ja einfach wieder entledigen könnte, wenn wir ihr aus Versehen zu viel Futterbrei injizierten.

»Bereit?«, fragte ich.

»Bereit«, sagte Jakob und seufzte. Er nahm den Schnabel mit zwei Fingern, öffnete ihn und überstreckte den Nacken.

Es gefiel der Taube nicht. Heftig schüttelte sie den Kopf hin und her, sodass Jakobs Finger immer wieder abrutschten. Besser wurde es erst, nachdem er einen speziellen Griff gefunden hatte, bei dem er einen Finger in den Nacken der Taube legte und mit dem anderen den Schnabel aufhielt. Es war ziemlich schwierig, weil die Taube so klein war und Jakob manchmal aus Versehen auf die Augen der Taube kam, woraufhin sich immer wieder ihr hellgraues Augenlid vor ihre Iris schob.

Ich näherte mich mit der Spritze und dem durchsichtigen Schlauch dem aufgesperrten Taubenschnabel. Wie sehr meine Hand zitterte, merkte ich erst, als ich den Schlauch in den Hals der Taube stecken wollte: an der rosafarbenen dreieckigen Zunge vorbei, die ab und zu zuckte, hinein in die dunkle Öffnung, die irgendwo ein Ende hatte. Aber wann würde ich dieses Ende erreichen? Wie weit sollte ich den Schlauch in die Taube schieben?

»Jetzt mach schon«, sagte Jakob. »Ewig kann ich sie nicht so halten.« In diesem Moment erinnerte er mich an Kathleen.

Ich ließ den Schlauch in den Rachen der Taube gleiten – sie würgte ein bisschen, aber nicht schlimm –, immer tiefer und tiefer, bis beinahe der ganze Schlauch verschwunden war. Dann drückte ich die Spritze herunter und sah den Instantbrei langsam, ganz langsam in der Taube verschwinden.

Nachdem die Spritze leer war und ich den Schlauch schnell wieder aus dem Taubenhals gezogen hatte, schloss die Taube die Augen und plusterte sich noch etwas mehr auf. Jetzt sah sie aus wie ein Ball aus Federn.

»Atmet sie noch?«, fragte ich panisch.

»Schhhh«, sagte Jakob. Er streichelte der Taube über den Kopf, immer und immer wieder. Die Federn legten sich nicht wieder an, aber die Taube öffnete die Augen und schmatzte zwei Mal. Nun sah sie gar nicht mehr so unzufrieden aus. Ein bisschen überwältigt vielleicht, aber nicht gänzlich unzufrieden.

Mir gefiel die leise Stimme, mit der Jakob mit der Taube sprach. Ich wäre gern näher an ihn herangerückt, um ihn besser hören zu können oder seine Atemzüge auf meinem Hals zu spüren, verbot mir den Gedanken aber sofort.

Gerade, als ich die Taube hochheben und aus ihrem Tauben-Wrap entlassen wollte, rief meine Mutter an. Zu meiner eigenen Überraschung ging ich einfach ran.

Sie redete sofort los. Es tue ihr leid, wenn ich Egon lieber hier gehabt hätte, sagte sie, aber er solle doch neben seiner Frau liegen, oder? Sie wolle mich nur unterstützen, behauptete sie, ich hätte ja davor die ganze Arbeit gemacht – als ob es für mich Arbeit gewesen wäre, Zeit mit Egon zu verbringen. Gut, das Kochen war vielleicht Arbeit gewesen, trotzdem machte es mich unfassbar wütend, dass sie über Egon redete, als sei er nur ein To-do gewesen.

»Es war keine Arbeit für mich!«, schrie ich. »Es war einfach normal, okay?«

»Ganz ruhig, Romy, ich habe doch nur gemeint, dass du –«

Wie immer, wenn Leute mir sagten, ich solle mich beruhigen, rastete ich erst richtig aus. »Und ich sehe überhaupt nicht ein, dass du hier plötzlich herkommst und versuchst, alles zu bestimmen, aber Egon und ich sind die ganze Zeit allein klargekommen!«, brüllte ich.

»Meinst du nicht, er würde sich freuen, neben seiner Frau zu liegen?«

»Noch mehr würde er sich freuen, nicht tot zu sein!«, rief ich.

»Du würdest nur zwei Stunden zum Grab brauchen«, sagte meine Mutter.

»Nur über meine Leiche!«, schrie ich. Dann legte ich auf. Mein Herz klopfte heftig, mein Kopf war voll mit Sätzen und Erinnerungen und Merkzetteln, doch irgendwann wurde mein Puls langsamer. Ich starrte auf das Handydisplay: eine viereckige spiegelnde Oberfläche, wie ein Baustein, den ich irgendwo würde einfügen können. Ich legte es auf den Boden. Wie ging man gleich noch einmal mit solchen Objekten um? In diesem Moment erschien es mir neu und nutzlos, wie die zweckfreie Manifestation irgendeiner möglichen Form, so wie ich selbst auch nur die Manifestation irgendeiner möglichen Form unter vielen war.

»Zu wem hast du gerade gesagt ›nur über meine Leiche‹?«, fragte Jakob in neutralem Ton. »Nur interessehalber.«

»Zu meiner Mutter.«

»Okay«, sagte er, dann schaute er betont unbeteiligt auf die Taube, die gerade den Hals lang machte und sich vielleicht überlegte, ob und wo sie sich in meinem Zimmer ein Nest bauen könnte.

Erst da fiel mir auf, dass ich mit meiner Mutter über einen Todesfall gesprochen und dabei laut ausgerufen hatte: »Nur über meine Leiche.« Wie peinlich, hatte ich das wirklich gesagt? Nur über meine Leiche? Ich schaute zu Jakob, und wir brachen gleichzeitig in Gelächter aus.

»Wie peinlich!«, sagte ich. »Wieso habe ich das gesagt? ›Nur über meine Leiche‹? Wie melodramatisch kann man bitte sein?«

»Du darfst sein, wie du willst«, sagte er.

»Aber ich bin gerade nicht, wie ich sein will«, sagte ich. »Ich bin gerade einfach random.«

»Liegt es an dem Trip?«, fragte Jakob. »Du kannst ehrlich mit mir sein. Ich habe das Gefühl, dass du total durch den Wind bist, und ich würde es hassen, wenn ich etwas damit zu–«

»Mein Opa ist gestern gestorben«, unterbrach ich ihn.

Für einen Moment herrschte Stille.

»Im Ernst?«, fragte Jakob.

»Im Ernst«, sagte ich.

»Warst du dabei?«, fragte Jakob.

Er zuckte nicht zurück, als ich nickte, und dann begann ich zu reden. Bei ihm ging das irgendwie, ich wusste selbst nicht, warum. Ich erzählte von dieser heiligen Stimmung im Zimmer, dem Gefühl, dass Egon überall war, um mich herum, in der Luft, die ich einatmete, in meinen Gedanken. Davon, dass es vielleicht doch ein schöner Tod gewesen war, schrecklich, ja, aber auf seine eigene schreckliche Weise auch schön.

Draußen war es mittlerweile dunkel geworden. Der Himmel leuchtete in genau dieser bestimmten Nuance von Nachtschwarz, die mich seit Neuestem daran denken ließ, dass sich hinter unserem Himmel gleich der Weltraum befand und wir alle gerade auf einem kleinen Planeten durchs All rasten, ganz allein auf unserer Umlaufbahn und ganz allein auf diesem Planeten. Was sollte das eigentlich, fragte ich mich, wieso dieses merkwürdige Set-up, ganz allein im All?

»Kommst du klar?«, fragte er. »Wenn wir dir irgendwie helfen können …«

»Ja, bitte einmal Egon wieder herzaubern, danke!«, sagte ich, und er tat so, als würde er zaubern: als würde er versuchen, die Taube in jemand anderen zu verwandeln. Aber sie blieb, was sie war: eine Taube.

Die Instantnahrung hatte ihr merkbar Energie verliehen; sie ging im Zimmer sofort und routiniert auf Suche nach Körnern. Tatsächlich fand sie eines, das wir vergessen hatten wegzuräumen: eine getrocknete Erbse, die ihr Interesse unmittelbar auf sich zog. Die Taube war immer dicht dran, schaffte es aber nicht, sie herunterzuschlucken – sie schleuderte die Erbse immer nur in die Luft. Schließlich begann sie, mit den Flügeln zu schlagen, man sah, wie viel Kraft und Ehrgeiz sie hineinlegte, aber sie hob einfach nicht ab. Trotzdem machte sie so viel Wind, dass wir beide den Luftzug spürten. Unsere Haare wehten, als würde eine Boeing neben uns starten; eine kleine, leise Boeing mit reptilienartigen, roten Beinen, dunkelgrau gemusterten Schwingen und erstaunt aufgerissenen Augen. Wahrscheinlich wusste die Taube selbst nicht, wie ihr geschah. Warum konnte sie plötzlich nicht mehr fliegen? Verbissen flatterte sie weiter. Ich hatte schon öfter über Tauben gelesen, dass sie sehr frustrationstolerante Tiere seien, jetzt verstand ich, was damit gemeint gewesen war.

Irgendwann erhob sie sich tatsächlich einige Zentimeter in die Luft – nur um dann ruckartig rückwärts unter die Couch zu fliegen. Mit einem Knall kam sie an einer Eisenstange auf.

Ich schlug mir die Hand vor den Mund. »Oh nein, glaubst du, sie hat sich wehgetan?«

Doch da kroch die Taube schon wieder unter dem Sofa hervor, ordnete ihr Gefieder und lief langsam zurück zu uns. Es rührte mich, dass sie nach allem, was gerade passiert war, freiwillig wieder zu uns kam.

Kurze Zeit später ließ die Energie der Taube nach, und ich setzte sie zurück in den Käfig. Dort blieb sie zusammengesunken sitzen, aufgeplustert, die Augen geschlossen. Kurz hatte ich Angst, dass sie vielleicht keine Luft bekam, dass vielleicht doch ein Teil des Breis in ihrer Luftröhre gelandet war, aber ihr Brustkorb hob und senkte sich, sie atmete weiter. Ihr Rücken war rund, ihre Federn standen ab, und ihr Schnabel versank in ihrer Brust. Die Taube hatte sich in einen grauen Ball verwandelt, bei dem nur noch der unscheinbare Schnabel und die Füße verrieten, wo hinten und vorn war und dass es sich überhaupt um einen Vogel handelte.

Ich deckte den Käfig mit einem Handtuch zu, damit sie schlafen konnte, und sagte zu Jakob: »Vielen Dank, dass du mir geholfen hast. Die Taube dankt dir auch sehr.«

Er hielt mir die Hand hin, um mich vom Boden hochzuziehen, ich blickte auf die lange Narbe an seinem Unterarm. Sein Gesicht war so nah an meinem, dass ich sehen konnte, wie gleichmäßig seine Wimpern angeordnet waren und dass er links an der Schläfe einen Leberfleck hatte, der mir bisher entgangen war. Ich strich meine Kleidung glatt und ging ins Bad, um mir die Hände zu waschen, Jakob folgte mir.

Die Seife schäumte weiß und roch nach Lavendel, und Jakob wartete neben mir, bis ich fertig war; ein merkwürdig intimer Moment für mich, so, als würden wir uns schon lange kennen, seine Anwesenheit war nicht fremd für mich, sie war aufregend, aber passte genau in mein Leben, wie eine Form, die genau in eine andere Form passt.

Du bist verrückt, Romy, sagte ich mir, *du kennst ihn ja noch überhaupt nicht richtig.*

Als wir wieder ins Zimmer gingen, legte er sich auf mein Sofa, was ich als klare Aufforderung verstand, mich entweder danebenzulegen oder wenigstens danebenzusetzen. *Ich sollte mich neben ihn setzen, um keine falschen Signale auszusenden,* dachte ich, aber dann legte ich mich doch einfach daneben.

»Wieso hast du mich letztens eigentlich gefragt, ob ich deinen Namen noch mal sagen kann?«, fragte er.

Ich hatte keine Lust, ihm zu erklären, dass Egon meinen Namen immer zur Begrüßung gesagt hatte, deshalb sagte ich: »Ach, nur so eine normale Identitätskrise.«

Ich wollte seinen Atem auf meiner Haut spüren und rückte ein wenig näher an ihn heran, aber nur wenige Millimeter, mehr traute ich mich nicht. Vielleicht würde er sich ja zu mir auf die Seite drehen.

Er blieb einfach da liegen, wo er war, und dann schloss er die Augen. Augenbrauen und Wimpern bildeten zwei dunkle, friedliche Klammern in seinem Gesicht.

»Hast du mich nur wegen der Taube angerufen?«, fragte er.

»Nicht *nur* wegen der Taube«, sagte ich. »Ich meine, natürlich *auch* wegen der Taube.«

Ich wusste nicht, wen ich sonst hätte anrufen sollen, dachte ich, wollte es aber nicht sagen. »Mir war wichtig, dass sie von jemand Vertrauenswürdigem gefüttert wird«, sagte ich stattdessen.

Jetzt öffnete er die Augen ein wenig, einen ganz kleinen Spalt, um zu sehen, ob ich ihn ansah. Dann schloss er sie wieder, und für einen Moment war ich verwirrt, dass sie sich nicht von unten nach oben schlossen wie bei der Taube.

»Zähle ich für dich zu den vertrauenswürdigen Personen?«, fragte er.

»Bis jetzt, ja«, sagte ich. »Verkacke es bloß nicht.«

»Okay, ich gebe mir Mühe.«

»Okay«, sagte ich, drehte mich auf die Seite und sah ihn an. Er drehte sich ebenfalls auf die Seite und erwiderte meinen Blick. Sein Gesicht war offen und weit wie eine Wasserfläche, und ich fragte mich, wie es wäre, mit ihm zusammen zu sein. *Wir könnten schwimmen gehen und kochen und irgendwo hinreisen und uns über Lola lustig machen.* Dieses Schwere, das die ganze Zeit auf meiner Brust saß, würde sich möglicherweise lösen.

Sein Atem streifte mich an der Wange, er schien mir wie eine Einladung an mich, ich sog ihn schnell ein, bevor er wieder verschwinden würde. Seine Haare rochen nach einem mir unbekannten Shampoo und sonnenbeschienenen Steinen. Ohne es wirklich zu wollen oder darüber nachzudenken, rückte ich noch ein paar Millimeter näher in Jakobs Richtung. Seine Pupillen weiteten sich, sein Mund stand leicht offen. Aber in dem Moment, als er eine kleine Bewegung hin zu meinem Gesicht machte, sah ich plötzlich Egons unbeweglichen Brustkorb unter dieser weißen Krankenhausbettdecke vor mir, und mein Herz presste sich mehrmals fest zusammen, als wollte es jegliche Flüssigkeit aus sich selbst herauswringen. So etwas hatte ich noch nie gefühlt. Abrupt setzte ich mich auf. Mit einem Mal wusste ich nicht mehr, wie ich atmen sollte.

»Alles in Ordnung bei dir?«, fragte Jakob.

Langsam ein- und ausatmen, sagte ich mir selbst vor. *Langsam ein und wieder aus.* Ich starrte auf eine Ader auf meinem Handrücken, die schnell vor sich hin zuckte.

»Romy?«, fragte Jakob.

Die Adern auf meinem Handrücken sahen aus wie ein Fluss. Aber ich bekam immer noch so schlecht Luft. Ich ging zum Fenster und riss es auf. Die Bremslichter der Autos leuchteten rot. Erst stieg der Geruch von Abgasen zu mir hoch, dann ein Windstoß, der vorher über heißen Asphalt und verwelktes Gras geweht war. *Über Egon werden bald Blumen wachsen,* dachte ich. *So ist es, so ist das Leben, komm einfach mal klar.* Aber ich spürte es ganz deutlich: Ich war nicht bereit, in nächster Zeit noch mal jemanden zu verlieren, Jakob nicht, die Taube nicht, und die einzige Möglichkeit, sie ganz sicher nicht zu verlieren, war, sie gar nicht erst an mich heranzulassen.

»Romy?«, fragte Jakob erneut.

In meinem Bauch spürte ich dieses Ziehen, das in Jakobs Richtung ging, aber ich straffte die Schultern, drehte mich zu ihm um und sagte: »Es war nur so heiß hier, ich musste kurz das Fenster aufmachen.«

Mit diesen Worten ging ich in die Küche. Jakob ging mir hinterher und sagte höflich: »Ja, diese Hitzewellen sind immer krass.«

Ich hatte keine Ahnung, was genau ich hier eigentlich tun wollte, und öffnete erst das Fenster und dann einen der Küchenschränke. Vor mir standen Tetrapacks mit Hafermilch, Pestogläser und Teepackungen, Kathleen und ich hatten keine besondere Ordnung in unseren Schränken, wir stellten einfach alles irgendwo hinein.

»Hoffentlich ist es jetzt langsam mal die letzte Hitzewelle für dieses Jahr«, sagte Jakob. »Wobei, in England wird es bestimmt kühler als hier.«

»Freust du dich schon?«, hörte ich mich sagen, und aus dem, was er nun erzählte, schloss ich, dass er sich wirklich freute – auf das Londoner Nachtleben, auf Museen und Fish and Chips, dass alles neu sein würde, alles, sogar das Wetter. Ich wollte auf keinen Fall so rüberkommen, als würde ich ihm seinen Umzug nicht gönnen, ich lächelte die ganze Zeit, obwohl ich ihm weiterhin den Rücken zugedreht hatte und unsere Teepackungen durchging.

Endlich hatte ich etwas gefunden, das mir in diesem Moment passend erschien. »Magst du vielleicht einen Earl Grey haben?«

»Bei *dem* Wetter?«, fragte Jakob entgeistert. »Um *die* Uhrzeit? Warum das denn?«

»Wegen England?«, fragte ich, und er sagte nur: »Du bist süß, Romy.« Aber er sagte es auf eine Weise, die implizierte, dass er mich möglicherweise nicht ganz zurechnungsfähig fand.

Später, als wir kaltes Leitungswasser tranken (Eiswürfel hatten wir keine mehr), fand Jakob in der Küche eine ausgedruckte Speisekarte von Restaurant Romy, mit den Sternen hinter jedem Gericht. Ich wünschte mir, dass er seine Hand auf meinen Rücken legte, zwischen die Schulterblätter, rügte mich innerlich selbst für meinen Wunsch, und plötzlich musste ich an die Taube denken, die mit geschlossenen Augen und eiskalten Füßen auf meinem Unterarm gestanden hatte, obwohl sie mich ja gar nicht gekannt hatte.

Irgendwann stellten wir fest, dass er die letzte U-Bahn verpasst hatte, ich fragte nicht, ob er hier übernachten wollte, ich fragte, ob er trotzdem irgendwie nach Hause käme, und er sagte, kein Problem, er könne auch laufen.

Zum Abschied umarmten wir uns, mein Gesicht war nah an seinem, und mich erfasste erneut dieser Sog, der mich näher zu ihm hinzog, aber ich drückte mich schnell wieder weg, lehnte mich an den Türrahmen an und sah ihm nach, während er im Halbdunkel die Treppe herabstieg.

8

Am nächsten Tag kam Jakob wieder in die Bahnhofsbuchhandlung. Ich sah ihn sofort, weil mein Chef vorher betont zufällig vorbeigeschlendert war – offenbar wollte er überprüfen, ob ich wirklich da war. Ich bot ihm sofort unterwürfig Kaffee an, was natürlich ein Witz war, es war ja ohnehin sein eigener Kaffee, aber ich wollte die Spannung zwischen uns entschärfen. Gleichzeitig dachte ich: *Jetzt wirst du überwacht, das hast du wirklich super hingekriegt, Romy!* Seitdem war ich hyperwachsam, schaute jedem Kunden ins Gesicht und reinigte alle fünf Minuten die Kaffeemaschine.

Jakobs Haut war braun gebrannt und sah aus, als wäre sie noch warm von der Sonne. Ohne mich eines Blickes zu würdigen, ging er zu den Krimis und blätterte ein wenig in einigen Büchern. Erst dann kam er zu mir.

»Guten Tag«, sagte er. »Ich wollte mich ganz unverbindlich erkundigen, ob Sie auch was zu Taubeninstantnahrung dahaben. Und zu Tech-Milliardären und darüber, wie sie unsere Kommunikationskanäle und Demokratien beeinflussen.«

»Sag mal, willst du mich verarschen?«, fragte ich. Auf einmal war ich nicht mehr traurig, sondern einfach nur noch wütend. Offenbar war ich endgültig zum Running Gag geworden.

Über Jakobs Gesicht zogen ein paar hastige kleine Wolken hinweg.

»Tut mir leid, ich dachte, du fändest es witzig«, sagte er. »Ich fand es auf der Feier eigentlich ziemlich lustig.«

»Ja, war total lustig. Ich dachte, ich sterbe«, sagte ich.

»Hast du das wirklich gedacht?«, fragte er überrascht.

Ich verschränkte die Arme vor der Brust. Unter meinen Füßen begann es plötzlich zu vibrieren; ein Zug fuhr ein. In der Bahnhofsvorhalle stritten sich ein Mann und eine Frau, ob sie jetzt schon zum Gleis gehen sollten oder später, ein älterer Herr fasste in den Ausgabeschlitz eines Süßigkeitenautomaten und holte sich einen zerdrückten Muffin heraus. Ich dachte an Lola, die wahrscheinlich niemals damit aufhören würde, mich mit Elon Musk aufzuziehen.

»Na ja, wie auch immer«, sagte Jakob. »Ich wollte dir eigentlich nur Bescheid geben, dass bei den skandinavischen Krimis so ein kleines Päckchen im Regal liegt.«

»Ja?«, fragte ich misstrauisch.

»Es sieht so aus, als ob da jemand … einfach *Sandwiches* ins Regal gestopft hat«, sagte er. »Ich fand es auch ziemlich merkwürdig.«

Aber bevor ich hinter dem Tresen hervorkommen konnte, drehte er sich einfach um und ging. Ich sah seinem Rücken zu, wie er sich langsam von mir entfernte, der Boden vibrierte immer noch. Am Krimiregal zog ich eine Tupperbox zwischen den einzelnen Bänden der *Millenium*-Trilogie von Stieg Larsson hervor. An der Oberseite war ein Zettel befestigt, auf dem stand: *Jakobs Restaurant,* und in der Box befanden sich ein halber Apfel sowie ein Schinken-Käse-Sandwich, in das ich sofort hineinbiss.

»Danke!«, rief ich ihm mit vollem Mund nach.

Nach meiner Schicht ging ich an Egons Lieblingsstelle schwimmen. Über die Wasseroberfläche glitten Schwärme millimeterkleiner Mücken, die sich in Sonnenstrahlen verfingen und sofort wieder lösten; alles war glatt und kühl und hoch und tief. Ich schwamm an lichtbefleckten Baumstämmen und Wurzeln vorbei, und über mir rauschten die Blätter. Wir alle waren in Bewegung, aber ganz sanft und alle in eine Richtung. Wenn ich mich auf den Rücken drehte, wurde ich mit den Wolken vorwärtsgeschoben. Ich gewöhnte mich nie daran, so lautlos dahinzugleiten, mit jedem Wimpernschlag war alles wieder neu. Der Fluss änderte seine Farbe von Dunkelgrün zu Schwarz zu Ocker.

Dann, auf halber Strecke, begann ich plötzlich heftig zu frösteln, als würde kaltes Wasser in meinem Brustkorb hin- und herschwappen. Aber genau in diesem Moment flog ein Schwarm Krähen über den Fluss, und ich vergaß, was ich gefühlt hatte: Ich folgte den ausgebreiteten Schwingen, die so sanft über die Luft strichen, als wollten sie sie streicheln. Die Krähen hatten ihren eigenen Rhythmus, ich beim Schwimmen ebenfalls, nur der Fluss nicht; er floss in einem einzigen durchgehenden Herzschlag, einem gleichmäßigen leisen Rauschen.

Ich blickte in das glatte Blau des Himmels, vor dem sich einige strahlend weiße Wolken türmten, und fragte mich, wo Egon jetzt war. Irgendwie wurde ich die Vorstellung nicht los, dass er vielleicht ab und zu auf mich herunterblickte. Vielleicht suchte er aber auch einfach nur nach Zausel oder sah nach, wie es der Taube bei mir erging. In meinem Kopf war Egon jetzt hoch oben, vielleicht nicht auf den Wolken wie im Kinderglauben, aber schon irgendwie »oben«, während ich hier »unten« war. Vielleicht kam es mir so vor, weil es den Abstand, den ich fühlte, räumlich darstellte: Er war so weit weg von mir.

In den nächsten Tagen verließ mich die Energie, die ich an diesem Nachmittag verspürt hatte. Die Schatten wurden immer länger, der Himmel höher, nur im Rücken spürte ich weiterhin die Sonne, und die Hitze sickerte langsam in meine Haut, als hätte mir jemand eine Hand auf den Nacken gelegt, Fingerspitze für Fingerspitze. Mein Körper war schwer. Wenn ich nicht arbeiten musste oder Zausel oder unsere Taube fütterte, lag ich die meiste Zeit im Bett. An den Rändern des Rollos drängte sich pfirsichfarbenes Licht ins Zimmer, und ich dachte ununterbrochen so etwas wie: *Was ist Zeit? Warum leben wir eigentlich überhaupt? Bin ich jetzt, ohne Egon, eine andere Person?*

Wenn ich versuchte, den Brief an Egon weiterzuschreiben, blieb ich am Ende immer bei ASMR-Videos hängen, deren monotone Geräuschkulisse mich beruhigte, oder ich starrte so lange auf meine eigene Schrift, bis sie schwarz-weiß vor meinen Augen zerfloss.

Manchmal stellte ich auch ChatGPT irgendwelche Fragen. Zum Beispiel: »Können Tauben rückwärts fliegen?« Aber als es dann behauptete, dass Tauben *nicht* rückwärts fliegen könnten, ärgerte ich mich. Ich hatte es doch mit eigenen Augen gesehen.

Jakob und ich trafen uns jetzt einmal am Tag. Immer um die Mittagszeit kam er zu mir, um mir beim Taubenfüttern zu helfen. Ich hatte nicht einmal fragen müssen, er hatte es von allein angeboten, und ich glaube, selbst die Taube war froh über seine Mithilfe, weil es zu zweit einfach so viel schneller ging. Er strahlte mich und die Taube immer so an, als würde er sich freuen, uns, genau uns, zu sehen – eine Grafikdesign-Studentin, die komplett durcheinander war, und einen etwas zerfledderten Vogel mit einem neurologischen Problem. Manchmal schwebte sein wirklich sehr symmetrisches Lächeln noch ein paar Stunden lang in der Wohnung umher, wenn er selbst schon wieder weg war.

Klammerte ich mich über Jakob an das Leben? So wie jemand, der dabei war zu erfrieren, sich die Hände an einem Lagerfeuer wärmte? Allein den Gedanken fand ich so unmoralisch, als würde ich ihn benutzen. Ich gewöhnte mir an, mir mit den Fingernägeln ins Nagelbett zu kneifen, wenn ich mich dabei erwischte, dass ich zu lange an ihn dachte.

Als Kathleen aus Spanien zurückkam, lag ich mal wieder im Bett. Ich hörte, wie sich der Schlüssel im Schloss herumdrehte, dann

Kathleens Rufen: »Ich bin wieder da, Schatz!« Ein paar Sekunden später stand sie in meinem Zimmer, bei meinem Anblick fiel ihre Fröhlichkeit von ihr ab, und sie sagte: »Hand aufs Herz, Romy, was machst du da?«

»Herumliegen?«, fragte ich. »Wonach sieht es denn für dich aus?«

»Für mich sieht es nach Verzweiflungs-Chillen aus«, sagte sie wie aus der Pistole geschossen. Und Verzweiflungs-Chillen, fuhr sie fort, könne kurzfristig zwar hilfreich sein, aber langfristig sei es verheerend.

»Was soll das überhaupt sein, Verzweiflungs-Chillen?«, fragte ich, und Kathleen sagte:

»Na, dass du im Bett chillst und dabei einfach nur verzweifelt bist. Du siehst aus, als würdest du dich ausruhen, aber in Wirklichkeit wirst du gerade innerlich zerfressen.«

»Ich finde nicht, dass das ein guter Begriff ist«, sagte ich. Wenn es Verzweiflungs-Chillen gewesen wäre, hätte ich selbst vielleicht wenigstens noch mitbekommen, dass ich chillte, oder ich hätte gegen die Verzweiflung angechillt. Aber so, wie ich gerade drauf war, schien mir mein Leben einfach nur ähnlich verschwommen und surreal wie dieses Hitzeflimmern, das sich manchmal über den Asphalt legte und alles zittern ließ.

»Wie lief es denn mit Lola?«, fragte ich.

»Sie ist mal wieder sauer auf mich«, sagte sie.

Dann legte sie sich neben mich und seufzte. »Wow, dein Bett ist so bequem.« Ich schloss daraus, dass sie wieder schlecht geschlafen hatte in Spanien, fragte aber nicht weiter nach.

»Warum ist Lola denn dieses Mal sauer auf dich?«, fragte ich höflich.

»Sie meinte, ich würde alles in einen Wettbewerb verwandeln und hätte kein Gefühl dafür, was ihre Freunde mögen.«

»Was meint sie damit, dass du alles in einen Wettbewerb verwandeln würdest?«

Kathleen schien nach Worten zu suchen, dann sagte sie: »Ich habe einmal … okay, vielleicht war es auch mehrmals, am Strand gerufen: ›Wer zuerst im Wasser ist!‹«

»Haha!«, sagte ich. »Und wer war zuerst im Wasser?«

»Ich natürlich!«, sagte Kathleen und strahlte über das ganze Gesicht. Das Wetter sei herrlich gewesen, sagte sie, abends hätten sie das Zirpen der Grillen gehört. Das Meer habe den ganzen Tag gerauscht, die Wellen seien vorangeprescht und hätten sich wieder zurückgezogen, vorangeprescht und sich zurückgezogen. Es sah Kathleen gar nicht ähnlich, so eine poetische Sprache zu verwenden. Der Urlaub schien ihr wirklich gutgetan zu haben.

»Das klingt schön«, sagte ich, und Kathleen sagte: »Du klingst wirklich verdammt mutlos, Romy. So kann das nicht bleiben.« Dann warf sie einen Blick in den Taubenkäfig. »Stabiles Tier. Hat sich gut gehalten, oder?«

»*Gut gehalten* ist die Untertreibung des Jahrhunderts«, sagte ich.

Für mich war es ein kleines Wunder, dass die Taube noch lebte. Sie konnte immer noch nicht selbst fressen, aber sie plusterte sich nicht mehr ständig auf, und ihre Füße waren mittlerweile durch die regelmäßige Zufuhr des Instantbreis warm. Im Moment lebte sie auf einer Übersichtsgrafik, die die Emissionen von Multimilliardären mit denen von Durchschnittsbürgern verglich, und schaute auf den Artikel darunter, die Wettervorhersage für die nächsten Tage. Am besten gefiel ihr eine rot gekennzeichnete Warmfront. Ab und zu pickte sie darauf.

Sie war auf jeden Fall munterer als am Anfang. Doch wenn ich sie fütterte, zitterte nach wie vor ihr Kopf, und sie hielt den Schnabel fest verschlossen. Ich hatte jedes Mal das Gefühl, dass ich der Taube beim Einführen des Schlauchs wehtat, dass ich ihren Willen brach und ihn weiterhin brechen würde. Natürlich ging ich so vorsichtig wie möglich vor, aber es ließ sich nicht wegdiskutieren: Ich überging den Willen der Taube, und schon das ließ mich an meinem Charakter zweifeln, als wäre ich vielleicht doch kein friedlicher Mensch, sondern eine Person mit noch unentdecktem Gewaltpotenzial.

Die Taube hatte ihr anfängliches Vertrauen in mich inzwischen offenbar ebenfalls verloren. Ich hatte zwar eine Fütterungstechnik entwickelt, die für mich funktionierte, aber sobald ich damit fertig war und die Taube zurück in den Käfig gesetzt hatte, drehte sie ihr Gesicht jedes Mal von mir weg. Wenn ich versuchte, sie zu streicheln, biss sie mich, was zwar nicht wehtat, was ich aber als Zeichen ihres Widerwillens durchaus ernst nahm.

Immerhin verstand ich nun besser, wie sie über ihre Körpersprache und über ihren Schnabel kommunizierte. Wenn sie mich ganz leicht biss, wollte sie mir zwar etwas sagen, aber freundlich. Wenn sie fester biss, war es etwas weniger freundlich gemeint. Und wenn sie ganz fest biss, war sie sauer, aber selbst dann tat es nicht weh. Ihr Schnabel war aus leichtem Material, zweckdienlich und aerodynamisch, und Tauben liebten es für gewöhnlich, wenn man darüberstrich, das wusste ich von Egon. Unsere Taube hingegen wollte nicht mehr gestreichelt werden, seit wir sie mit dem Schlauch fütterten. Sie interpretierte unser Verhalten wohl als übergriffig – was es ja auch war – und schien nicht zu wissen, wie ihr geschah. Wie hatte es nur so weit kommen können mit ihrem Leben?

Ich schrieb Rebecca von der Taubenhilfe deswegen, und sie antwortete, der Instantbrei sei für den Einstieg gut, wenn die Tiere wirklich ausgehungert seien, aber ich könne es nach und nach auch mit Körnern probieren, das würde sich nicht so übergriffig anfühlen. Allerdings bekam ich es damit nicht hin – es gelang mir nicht, sie der Taube in den Schnabel zu stecken, weil sie den Kopf hin und her warf und sich in alle Richtungen wand. Sie sah so verzweifelt aus, dass ich sie am Ende doch weiter mit der Spritze fütterte.

Nur wenn Jakob kam und mir half, schaffte ich es, die Taube

mit Körnern zu füttern, und selbst dann dauerte es fast eine halbe Stunde, bis wir sieben Maiskörner, acht Erbsen und fünf Erdnüsse an der dreieckigen rosafarbenen Zunge vorbei in den Schlund der Taube geworfen hatten. Ich hielt sie im Taubenwrap zwischen die Beine geklemmt, und Jakob steckte ihr das Futter in den Schnabel. Wenn wir kurz Pause machten, verdrehte die Taube immer wieder den Kopf und blickte zu Orten im Zimmer, an die sie sich wünschte, wohin sie aber gerade nicht kam. Außerdem hätte sie ja sowieso nur rückwärts hinfliegen können.

Sie hatte immer so viel Angst vor dem Füttern, dass ich spürte, wie schnell ihr Herz schlug und wie die Federn an ihrem Kopf leicht vibrierten. Einmal fiel ein Maiskorn fast auf ihr Auge – sie schloss es in letzter Sekunde. Drückte ich ihr den Schnabel zu fest auf? Tat ich ihr weh? An ihrem vierten Tag bei uns hatte ich aus Versehen auf die Nasenwarze gefasst und festgestellt, dass sie von weicher, samtiger Beschaffenheit war. Ich war total erschrocken – ich hatte immer gedacht, dass sie aus dem gleichen harten Material bestand wie der Schnabel. Und wann war die Taube eigentlich satt? Fütterten wir sie zu viel oder zu wenig? Wie sollte ich das jemals herausfinden?

Jakob und ich hatten es uns zur Angewohnheit gemacht, darüber zu spekulieren, wie viele Sterne uns die Taube pro Mahlzeit geben würde. Das hatte Jakob sich von meinem Restaurant Romy abgeschaut. Meistens kamen wir bei: »Geschmack: null bis drei Sterne, Nährstoffzusammensetzung: drei Sterne, Ambiente: null Sterne«, heraus.

Als ich Kathleen davon erzählte, sagte sie: »Ihr seid süß, dass ihr euch so voll viel Mühe gebt für diese Taube. Eigentlich lebt sie nur wegen dir noch, oder? Sonst wäre sie ja schon längst verhungert oder gefressen worden oder so.«

Dann stand sie auf und fragte: »Darf ich sie mal rauslassen?« Noch bevor ich zu einer Antwort ansetzen konnte, hatte sie schon die Käfigtür geöffnet und die Taube auf den Fußboden gesetzt. Sie fing sofort an zu flattern, und der Wind, den sie dabei machte, strich an meiner Stirn vorbei. Allerdings hob sie lange nicht ab, Kathleen rief: »Komm schon, du *schaffst* es!«

Aber dieses Mal schaffte es die Taube nicht, nicht mal rückwärts. Betrübt senkte sie den Schnabel.

»Wird schon wieder!«, sagte Kathleen aufmunternd.

Sie wollte die Taube zurück in den Käfig setzen, machte dabei aber eine so ruckartige Bewegung, dass sich der Vogel erschrak, mit einem Mal alle seine Federn glatt anlegte und ein heiseres »HUH« hervorstieß. Es klang wie bei einem kettenrauchenden Schlumpf.

»Was war *das* denn?«, fragte Kathleen und kniff die Augen zusammen, doch ich packte sie am Arm und sagte: »Kathleen! Sie fiept nicht mehr! Sie ist in den Taubenstimmbruch gekommen! Sie wird langsam erwachsen!«

»Machen sie dann immer dieses HUH?«, fragte Kathleen verwirrt.

»Nur wenn sie brüskiert sind«, sagte ich, und Kathleen sagte: »Na toll, wieso war sie denn jetzt brüskiert von mir?«

9

Am Fluss: goldenes Licht, das langsam ins Hellblaue kippte, ein glatter Übergang, wie auf einem Gemälde. Kathleen hatte uns – Lola, Jakob und mich – zu einem Picknick »zu Ehren Egons« eingeladen. Also konnte ich natürlich nicht daheim liegen bleiben und weiter »verzweiflungs-chillen«, auch wenn ich keine Ahnung hatte, was das sein sollte, ein Picknick zu Ehren Egons. Allerdings bemerkte ich, dass ich einen gewissen Aufschwung dadurch verspürte, dass ich Zitronenmuffins für alle backte, die unsere Küche vorübergehend in eine circa 50 Grad heiße Hölle verwandelten. Es war wie damals bei Egon. Irgendwie freute ich mich darüber, dass sich andere freuen könnten.

Kathleen hatte eine Stelle ausgesucht, an der wir in hohem Gras sitzen konnten, mit Blick auf die Bäume und Büsche, hinter denen der Fluss leise vorbeifloss. Man konnte ihn nicht sehen, aber manchmal kam plötzlich ein kühler Windstoß zu uns, der nach Wasser roch.

Wir verteilten gerade die mitgebrachten Dinge in der Mitte unserer Decke, als ich die Silhouetten von Lola und Jakob auf dem Fahrrad näher kommen sah. Lolas Haare wehten im Wind, und Jakob sah aus, als könnte er noch kilometerweit fahren, ohne zu ermüden.

Zur Begrüßung umarmten wir uns, und ich überlegte, ob Jakobs Arme vielleicht ein paar Millisekunden zu lang um meinen Oberkörper geschlungen waren, um als normale Umarmung unter Freunden durchgehen zu können, aber ich kam zu keinem Schluss.

»Wie geht es der Taube?«, fragte Jakob höflich.

»Den Umständen entsprechend«, sagte ich. »Sie ist auf jeden Fall ganz schwer geworden.«

»Wie viele Sterne hast du bekommen?«, fragte er, ich sagte: »Leider immer noch null Sterne für das Ambiente.«

»Welches Ambiente denn?«, fragte Lola, die offenbar nur mit halbem Ohr zugehört hatte.

»Wir fesseln sie mit einem Küchenhandtuch, halten ihr den Schnabel auf und werfen Futter rein«, sagte ich.

»Kann man das überhaupt noch Ambiente nennen?«, fragte Lola, aber Kathleen unterbrach unser Geplänkel.

»Wir haben uns hier versammelt, um Egon zu gedenken«, begann sie.

»Das klingt ja wie auf einer Beerdigung«, sagte Lola.

»Willst du mir wirklich jetzt schon in den Rücken fallen?«, fragte Kathleen. »Ich habe noch nicht mal richtig angefangen!«

»Okay, okay, sorry!«, sagte Lola. Ich war richtig erleichtert zu hören, dass sie offenbar zumindest manchmal in der Lage war, sich zu entschuldigen.

»Wir sind hier an Egons Lieblingsschwimmstelle.« Kathleen schaute hilfesuchend zu mir. Ich nickte, es war wirklich Egons Lieblingsschwimmstelle. Hier war ich mit ihm immer schwimmen gegangen, nachdem ich als Kind zu ihm gezogen war. »Genau«, fuhr Kathleen fort. »Und ich dachte, wir machen zu Egons Ehren einfach noch einmal ein paar Dinge, die Egon auch gern gemacht hat.«

»Zum Beispiel Tauben füttern«, sagte Lola. Sie hielt eine Packung ungesalzener Erdnüsse hoch.

»Hier sind gar keine Stadttauben, nur Ringeltauben«, wandte ich ein. »Die lassen sich nicht so leicht füttern.«

Lola deutete stumm auf einen tropfenförmigen hellgrau-altrosafarbenen Vogel in einem nahe gelegenen Baum.

»Ja, das ist eine Ringeltaube«, sagte ich. »Die sind größer als

Stadttauben und haben um den Hals eine Art weißes Band aus Federn.«

»Und Kreuzworträtsel«, fuhr Kathleen ungerührt fort. »Egon hat jeden Tag Kreuzworträtsel gemacht, das hast du doch mal erzählt, Romy, oder?«

»Ja, jeden Tag«, bestätigte ich.

»Und wir essen Egons Lieblingsgerichte«, sagte Kathleen.

»Aber er hat doch allen Gerichten fünf Sterne gegeben«, sagte ich.

»Eben«, sagte Kathleen. »Er hat einfach alles gemocht. Deswegen können wir jetzt auch alles essen.«

Dann musste ich erst noch einmal Lola mein Sterne-System für Restaurant Romy erklären, aber Lola sah aus, als würde sie an etwas anderes, Unschönes denken, das sie belastete. Kathleen reichte Pappteller herum. Es gab Nudelsalat, den Kathleen gemacht hatte (tatsächlich ein Gericht, das ich oft für Egon zubereitet hatte und von dem sie oft etwas abbekommen hatte). Lola hatte eine kleine Käseplatte mit Rosmarincrackern mitgebracht und Jakob Himbeerlimonade in kleinen Glasflaschen. Ich drehte jedem einen Zitronenmuffin an und erklärte auch, warum ich das tat: weil ich Egon auch immer zum Essen hatte zwingen müssen.

Die anderen lachten und bissen in den Muffin. Die Glasur zerging süß-säuerlich auf meiner Zunge.

»Wie lange ist es jetzt her?«, fragte Lola. »Dass Egon gestorben ist?«

»Eineinhalb Wochen ungefähr«, sagte ich. *Eineinhalb Wochen, seit wir uns nicht mehr gesehen haben.*

»Mein herzliches Beileid noch einmal«, sagte Lola.

Ich nickte. Die Stimmung war plötzlich so angespannt, als würden sich alle vorsichtig in Zeitlupe bewegen und sich bemühen, nirgendwo anzustoßen, deswegen fragte ich schnell nach ihrem Spanienurlaub.

Lola zeigte ein paar Bilder, Kathleen sagte, der Urlaub sei wirklich toll gewesen, aber als sie nach Hause gekommen sei, sei der Kühlschrank völlig leer gewesen, was für ein Schock! Das sei sonst noch nie passiert, und sie habe es als Zeichen dafür gewertet, dass ich gerade am Ende sei. Ich lachte, als sei es ein Scherz. Jakob erzählte von der Zimmersuche in London, die sich offenbar ziemlich schwierig gestaltete, und dann rief Kathleen: »Wer zuerst im Wasser ist!«, und rannte los.

Lola verdrehte die Augen, ich fing ihren Blick ein, wir mussten beide grinsen, und für einen kurzen Moment hatten wir tatsächlich gebondet.

Der Fluss war umsäumt von alten Bäumen, deren Wurzeln gut sichtbar ins Wasser hineinwuchsen. Ich griff danach und schob mich vorsichtig in die starke Strömung, die sofort begann, an meinen Gliedmaßen zu ziehen.

Egon war immer mit der Strömung mitgeschwommen, nie dagegen, sein nur noch spärlich mit Haaren bedeckter Hinterkopf immer ein paar Meter vor mir im Fluss, seine Haut eine gebräunte, faltige Struktur im glatten Wasser. Plötzlich sah ich ihn so deutlich vor mir, als könnte ich ihn anfassen. Der Kontrast zwischen dem Leben, das ich damals hatte, und dem, das ich jetzt hatte, blendete mich wie die Art von hellen Flecken, die man sah, nachdem man zu lange in die Sonne geblickt hatte – ich nahm Egons Fehlen einfach überallhin mit. Mit einem Mal schien mir Kathleens Vorhaben absurd. Ich glaube, sie wollte mir mit diesem Picknick helfen, besser abzuschließen, vielleicht sogar: schneller fertig zu trauern. So hatte sie es zwar nicht gesagt, aber es würde zu Kathleen passen. Nicht auf eine böse Art, sondern weil Kathleen alles schnell erledigt haben wollte. Aber ich konnte von Egon keinen Abschied nehmen. Es würde niemals abgeschlossen sein, ich würde mich niemals verabschieden können, weil ich es nicht wollte, ich konnte Egon nicht einfach gehen lassen.

Der Untergrund fiel steil ab, und als ich mich ins Wasser fallen ließ, wurde ich sofort davongetrieben. Über dem Fluss hatte sich ein dicht beblätterter grüner Tunnel gebildet, durch den ich nun hindurchgeschoben wurde wie durch ein hell erleuchtetes Paralleluniversum: Die Sonne brach sich durch die Blätter der Bäume, Tausende geometrische Muster, und die Stadt um mich herum konnte ich, abgesehen von einer Stromleitung, die den Fluss an einer Stelle kreuzte, gar nicht mehr sehen. Dafür sah ich: Blätter und Samen, die der Fluss mit sich führte; große Äste, die am Rande des Flussbetts festhingen und Verwirbelungen erzeugten; kleine Schaumkronen, bei denen ich nie wusste, woher sie genau kamen.

Die anderen waren längst im Wasser, Lola und Kathleen waren vorausgeschwommen, Jakob hielt sich an einer Wurzel fest, um auf meiner Höhe zu bleiben und nicht weggeschwemmt zu werden. Über ihm wiegten sich Zweige im Wind, und auf seinem Gesicht wechselten sich Licht und Schatten ab.

Ein Korridor aus Bäumen und Himmel glitt schnell an mir vorbei, die Strömung war stark, ich machte trotzdem Schwimmbewegungen, um noch schneller zu sein, aber ich bemerkte keinen Unterschied, der Fluss riss mich einfach mit, ihm war es egal, wie es mir ging, es war ihm egal, dass Egon gestorben war, er floss einfach immer weiter, und das fand ich so tröstlich, als würde es sowieso keine Zeit geben, als wäre mir nie etwas passiert. Die Köpfe von Lola und Kathleen verschwanden gerade hinter der Flussbiegung, und ich hatte Jakob mittlerweile überholt; er schwamm schräg hinter mir. Nun war er der Einzige, den ich sehen konnte, wenn ich mich umdrehte: ein Kopf im Fluss, nur ein paar Zentimeter über der Wasseroberfläche, als wäre er der letzte Mensch auf der ganzen Welt.

Unter meinen Füßen spürte ich plötzlich Sand. Hier konnte ich stehen. Ich stemmte mich gegen die Strömung, die Jakob gerade zu mir hertransportierte, als solle es genau so sein. Das

Wasser kribbelte erwartungsvoll an meinem Nacken, es fühlte sich auf eine spannende Weise verboten an, und ohne darüber nachzudenken, breitete ich die Arme aus wie ein Netz. Wenige Sekunden später verfing Jakob sich darin.

Um uns herum glitzerte das Wasser, Jakobs Lippen waren kühl. In mir breitete sich ein warmes Schimmern aus, keine bestimmte Farbe, einfach nur etwas Schillerndes, das von einer Farbe in die nächste überging, wir suchten beieinander auf eine vorsichtige Weise nach irgendetwas, und ich dachte erstaunt: *Komisch, es fühlt sich wirklich gerade so an, als sei ich glücklich.*

Grün-blaue Farbreflexe auf dem Wasser, das um uns herum immer weiterfloss, meine Arme um seine Schultern, wir waren das einzig Warme im Fluss. In meinen Ohren rauschte es, Jakob sagte irgendetwas, aber ich konnte es nicht verstehen, es war wie damals auf der Feier, beim Gewitter – als wäre dieser Moment aus der Zeit herausgehoben und würde unabhängig von allem passieren, was davor war und danach kommen würde. Ich spürte bis in meine Fingerspitzen hinein, dass ich noch lebte, ich hielt sie an Jakobs Rücken gepresst, Wassertropfen rannen davon herab. Aber dann sagte Jakob:

»Ich hoffe, das war keine dumme Idee«, und erst da wurde mir wirklich bewusst, was ich gerade tat. Sofort löste ich mich aus der Umarmung. Allerdings konnte ich schon einen halben Meter weiter nicht mehr stehen und wurde sofort von der Strömung fortgezogen, Jakob schwamm mir nach.

»Ich weiß selbst, dass es eine Scheißidee war«, sagte ich, ich war plötzlich so wütend auf mich, dass ich mit den Handflächen hart die Wasserfläche zerteilte und Tropfen in mein Gesicht spritzten. »Du bist bald weg, ich weiß überhaupt nicht, was wir hier machen.«

»Wovon redest du?«, sagte Jakob. »Ich meinte, dass Lola und Kathleen uns sehen könnten?«

»Was?«

»Du hast mich falsch verstanden«, wiederholte er, und das machte es für mich nur noch schlimmer, ich hatte aus Versehen meine Bedenken geäußert, er hatte uns nur vor neugierigen Blicken schützen wollen.

»Findest du, dass es sich nicht ›lohnt‹ mit uns, oder wie?«, fragte Jakob.

Wir waren nun kurz vor der Ausstiegsstelle. Ich drehte mich auf den Rücken und sah nach oben. Die Ringeltaube, die ich vorhin schon gesehen hatte, überflog den Fluss und ließ dabei ihren typischen Ruf hören, und ich fragte mich, ob sie uns vier schon als Vorstufe eines Schwarms wahrnahm. Egon hatte mir einmal erzählt, dass sich Tauben erst wohlfühlten, wenn es noch mindestens fünf andere Tauben um sie herum gab, das war die Mindestmenge eines Schwarms für Tauben, und ich hatte versucht, mich in die Tauben hineinzuversetzen, mir vorzustellen, dass sie ein bestimmtes Gemeinschaftsgefühl hatten, dass sie sich gut fühlten, weil sie von so vielen Vögeln umgeben waren, so vielen ähnlichen Augen, Schnäbeln, Krallen, Flügeln; vielleicht fühlte es sich wie ein Schutzzauber an für sie. Lola und Kathleen waren nun definitiv in Sicht- und Hörweite, ich sagte: »Lass uns später noch mal drüber reden, ja?«

Als ich aus dem Wasser stieg, waren meine Arme und Beine schwer und warme Luft blies mir entgegen. Am liebsten hätte ich mich sofort wieder in die Strömung fallen lassen.

»Das war schön«, sagte Kathleen.

»Fast so schön wie in Spanien«, sagte Lola.

Ich legte mich auf den Rücken ins Gras und schaute nach oben in den eisblauen Himmel, bis es mir zu hell wurde und ich die Augen schloss. Aber selbst dann spürte ich immer noch die gleißende, honigfarbene Sonne auf meiner Netzhaut, an meinen Wimpern, an meinen Schlüsselbeinen. Aus der Ferne drang das dröhnende Motorengeräusch eines tief fliegenden Flugzeugs zu uns.

Mein Handy vibrierte, und ich öffnete die Augen, um nachzusehen, wer geschrieben hatte. Zwei neue Beiträge in der Taubengruppe: An einer Bushaltestelle war eine Taube mit verschnürten Füßen gesichtet worden, zwei Zehen waren schon abgefallen, die Taube war noch nicht gesichert. Eine andere Taube war drei Tage lang in einem Kamin gefangen gewesen; sie hatte zwar befreit werden können, schaffte es nun aber nicht mehr, zu ihrer Original-Gefiederfarbe zurückkehren, trotz mehrmaligen Waschens mit Seife.

»Wie geht es eigentlich eurer Taube?«, fragte Lola, und ich schaute zu Jakob. Sein Gesicht war nicht mehr so offen wie vorher, mir schien es, als ob vor seiner Iris ein Vorhang hinuntergelassen worden wäre, aber sein Mund lächelte.

»Sie kann immer noch nicht allein fressen«, sagte er.

»Sie fliegt immer noch rückwärts«, sagte ich.

Einmal war sie sogar rückwärts *im Kreis* geflogen, nur wenige Zentimeter über dem Boden, mir war vom Zuschauen richtig schwindelig geworden. Es war der Tiefpunkt ihrer fliegerischen Karriere gewesen, und sie hatte auf mich an diesem Tag besonders zerknirscht gewirkt. Sie wollte unbedingt wieder fliegen, am liebsten zu einer anderen Taube, zu einer, die sie nicht ständig missverstand. Sie würde kurz vor Sonnenaufgang wach werden und sich kurz vor Sonnenuntergang schlafen legen, Federn an Federn mit einer anderen Taube. Wir wussten ja gar nichts über sie, dachte sie sich vielleicht über uns. *Wer sind diese Leute? Wer zur Hölle sind sie?*

Lola starrte uns ungläubig an. »Fliegt sie wirklich *rückwärts*?«, fragte sie. Sie glaubte es erst, als Jakob ihr ein Video zeigte. »Das ist ja total lustig! Kannst du es mir mal schicken?« Dann schob sie an Jakob gerichtet nach: »Jetzt kannst du gleichzeitig auf eine Taube und auf Romy aufpassen – perfekt für dein Helfersyndrom!« Sie grinste und wandte sich an Kathleen und mich. »Er ist nämlich prädestiniert für das Helfersyndrom.« In diesem Moment war ich mir sicher, dass sie Jakob und mich beim Küssen gesehen hatte. »Er ist einfach so eine *gute Seele.*«

Sie sagte »gute Seele« auf ihre typische ironische Art, als würde sie es in Anführungszeichen setzen.

»Du bist so ein Arsch!«, sagte Jakob zu ihr.

»Wieso?«, fragte Lola unschuldig. »Die Welt braucht gute Seelen!«

»Ach so, ich dachte immer, wir bräuchten vor allem Wirtschaftsleistung«, sagte Jakob. »Und dich, Lola. Ich bin dir so dankbar, dass du die Welt für uns immer einordnest. Du bist wirklich unglaublich hilfreich und menschenliebend. Ich weiß gar nicht, was ich ohne dich tun würde.«

»Unter einer Brücke leben vielleicht?«, fragte Lola.

Ich schnappte nach Luft. Hatte sie gerade wirklich den Joker gezogen, dass sie nur wegen ihres Vaters in dieser schönen Altbauwohnung wohnen konnten?

»Okay, krass«, sagte Jakob und stand auf. »Ich bin ja sowieso nicht mehr lange da. Aber was meinen Nachmieter angeht, findest du ja sicher leicht jemanden anderen, den du dann genauso herablassend behandeln kannst.«

Mit diesen Worten ging er zu seinem Fahrrad. Er fragte nicht einmal, ob ich mitkommen wollte, sondern stieg einfach auf und fuhr davon. Als ich seine Silhouette um die Kurve biegen und verschwinden sah, wurde mein Körper wieder so schwer wie in den Tagen zuvor. Vor meinem Gesicht flog eine Hummel vorbei, ihre Beinchen hingen senkrecht in der Luft, als könnte die Hummel, einmal gelandet, wie ein Mensch aufrecht laufen, sie sah einfach aus wie ein Mensch.

»Was meinte Lola mit dem Helfersyndrom?«, fragte ich Kathleen, als wir später am Abend zusammen in der Küche saßen. »Weißt du da was?«

Kathleen schüttelte den Kopf, die Taube legte den Kopf schief und sah sie fragend an. Kathleen hatte mir gerade beim Füttern geholfen, sie hatte das Handtuch rund um die Taube gelockert, die Taube hatte sofort die Flügel ausgebreitet, um sich noch mehr Platz zu schaffen, war ungeduldig die letzten Zentimeter kopfüber hinausgestolpert, hatte sich wieder zu voller Größe aufgerichtet und zwei Mal anklagend gequakt. Interessanterweise quakte sie meistens genau zwei Mal anklagend, nie öfter. Anschließend trank sie etwas Wasser, putzte sich, richtete ihr Gefieder und ging – nach ein paar erfolglosen Flugversuchen – auf Erkundungstour und pickte auf Materialien, die sie interessant fand.

»Lola meint, dass er wohl irgendwie eine tragische Vergangenheit hat«, sagte Kathleen. »Aber mehr weiß ich auch nicht.«

»Ganz toll! Eine ›tragische Vergangenheit‹! Wer hat schon keine tragische Vergangenheit?«, sagte ich. Manchmal hatte ich wirklich den Eindruck, ich regte mich schon auf, sobald Lolas Name fiel.

»Lola meinte, er hatte mal einen krassen Unfall, und danach musste er sich ziemlich lange um seinen Vater kümmern«, sagte Kathleen. »Hat er wohl mal erzählt, als er betrunken war. Aber sonst weiß ich nichts.«

Ich konnte mein Herz in meinen Ohren schlagen hören. Ich wusste von keinem Unfall. Aber dann fiel mir die lange Narbe an seinem Unterarm wieder ein. Wieso hatte er Lola davon erzählt und mir nicht? Ausgerechnet Lola? War es überhaupt die Wahrheit? Oder nur ein Gerücht, das Lola in die Welt gesetzt hatte, um ... ja, um was eigentlich? Ich verstand Lola einfach nicht. »Manchmal hasse ich Lola«, sagte ich.

»Ja, das vorhin von ihr war scheiße«, sagte Kathleen.

»Ich verstehe nicht, warum man nicht mal einfach nett sein kann.«

»Ich glaube, sie ist aus Vorsicht erst einmal feindselig«, sagte Kathleen, und mir fiel auf, dass ihre dunklen Haare ihr Gesicht besonders schön einrahmten, als wäre Kathleen ihr eigenes Bild. »Lieber einmal zu oft feindselig gewesen als einmal zu wenig, verstehst du?«, fuhr sie fort, und ich sagte: »Nein?«

Ich wusste von Kathleen, dass Lolas Eltern sich getrennt hatten, als Lola noch in der Grundschule gewesen war, aber nachdem meine Eltern selbst getrennt waren, schien mir das keine ausreichende Erklärung für irgendetwas.

Ich war damals zwei Jahre alt gewesen, und mein Vater war einfach sang- und klanglos aus unser beider Leben verschwunden. Bis heute hatten wir kein gutes Verhältnis. Er rief mich nie an, schenkte mir nie etwas, und wir hatten uns seit Jahren nicht gesehen. Ich dachte eigentlich nie an ihn, nur manchmal, wenn ich nachts aufwachte und mich allein fühlte, dann dachte ich voller Bitterkeit: *Siehst du, was du angerichtet hast?* Aber er hatte tatsächlich nicht besonders viel angerichtet, mein Leben war eigentlich ganz schön. Er war eben nicht da gewesen, er hatte seine eigenen Probleme, jeder hatte seine eigenen Probleme, und ich war eben zufällig seine Tochter gewesen.

Es war komisch, dass ich viel wütender auf meine Mutter war als auf ihn. Aber vielleicht lag es daran, dass mir meine Mutter zurechnungsfähig erschien und er nicht und ich bei ihr viel höhere Erwartungen hatte. Soweit ich wusste, führte er ein Autohaus, und meine Mutter äußerte mir gegenüber manchmal die Vermutung, dass er bestimmt seine Angestellten anschrie.

Ich hatte keine Lust, darüber nachzudenken, über meinen Vater nicht und über Lola auch nicht. Vor allem hatte ich einfach keine Lust, Verständnis für Lola zu haben. Vielleicht irgendwann später, wenn ich alt und weise geworden war.

»Wie schaffst du es, mit ihr befreundet zu sein?«, fragte ich Kathleen.

»Ich glaube, die Frage ist eher, wie schaffe ich es, *nicht* mit ihr befreundet zu sein?«

»Weil du einen Job bei ihrem Vater hast?«

»Nicht nur«, sagte Kathleen. »Ich könnte mir ja auch was anderes suchen. Aber es ist nun mal ein guter Job. Und wir sind zusammen groß geworden, weißt du? Ich sehe das so, dass sie gerade eine Scheißphase hat.«

»Ja«, sagte ich. »Ja, die hat sie wirklich.«

Die Taube tappte in einem kleinen Radius vor uns hin und her und pickte auf einen Holzhocker; auf eine Tüte mit Leinsamen; auf eine Verschlussklammer von Ikea; und auf das graue Handtuch, mit dem ich nachts ihren Käfig abdeckte, damit sie nicht von Licht gestört wurde. Am liebsten hatte sie aber die blaue Yogamatte. Wenn sie darauf pickte, gab es einen schönen, dumpfen Ton. Mich rührte, dass sie sich nicht weit von uns wegbewegte, obwohl wir sie gerade wieder einmal mit einem Handtuch gefesselt und zwangsgefüttert hatten. Wenn sie tatsächlich einmal kurz – rückwärts – wegflog, kam sie kurz darauf wieder angeflogen (ebenfalls rückwärts). Sie ließ sich auch problemlos hochnehmen, und wenn sie doch versuchte, wegzulaufen oder wegzufliegen, tat sie es nicht panisch, sondern eher wie ein Kind, das sich weigert, ins Bett zu gehen.

»Auf der anderen Seite habe ich gerade selbst eine Scheißphase«, sagte ich, und Kathleen sagte: »Ja, aber nicht so wie Lola«, was mich irgendwie beruhigte.

»Es gibt übrigens auch Yoga gegen Trauer«, sagte Kathleen.

Ha!, dachte ich. *Ich wusste es! Sie will, dass ich schneller trauere!*

»Ach ja, okay, cool!«, sagte ich.

»Sollen wir es mal testen? Jetzt gleich?«

Ich nickte. Wir holten unsere Yogasachen und machten zusammen eine Sequenz. Es ging Kathleen ein bisschen zu langsam, und sie spulte ab und zu vor. Aber irgendwie fühlte ich mich dennoch besser als davor. Als ich nachspüren sollte, wo in meinem Körper die Trauer saß, fand ich sie sofort an meinen Schlüsselbeinen, den Rippen und meinem Bauch, auch in meinem Hals.

Es war krass, das so lokalisieren zu können. Jakobs Lippen auf meinen spürte ich auch, wie ein Versprechen an mich, aber ich wusste nicht, wofür das Versprechen sein sollte, seine Lippen näherten sich meinen und entfernten sich wieder.

10

Am nächsten Morgen passte meine Mutter mich vor der Arbeit ab und fasste mich an der Schulter, als ich vorbeigehen wollte.

»Lass mich«, zischte ich und wand mich wie die Taube, wenn wir sie füttern wollten. Aber meine Mutter sagte nur: »Romy«, und das reichte. Ich blieb stehen, und meine ganze Kraft floss aus mir heraus.

»Bist du jetzt extra wegen mir gekommen?«, fragte ich.

Meine Mutter nickte, und da fühlte ich mich besonders schlecht.

Sie hatte uns Kaffee mitgebracht, wir setzten uns auf eine Bank vor dem Bahnhof. Die Luft war an diesem Tag klebrig und süßlich, die Gebäude um uns herum ragten als schwarze Muster in den tiefgrauen Himmel.

»Ich verstehe, dass es schwer für dich ist, aber für mich ist es auch schwer«, sagte sie. »Meinst du nicht, wir können uns irgendwie zusammenraufen?«

Ich nickte und zuckte gleichzeitig mit den Schultern. Ich hatte schlecht geschlafen, weil die Taube sich in der Nacht ein paar Mal geputzt hatte. Es war sehr laut, wenn sie sich putzte, wahrscheinlich das lauteste Geräusch, das die Taube überhaupt von sich gab: raschelnd wie Papier, gleichzeitig mächtig und gespannt wie große Fahnen, die vom Wind hin- und hergepeitscht werden. Sie fuhr resolut mit dem Schnabel durch ihr Gefieder, so wie Menschen sich mit besonders viel Kraft kämmen, um einen Knoten im Haar aufzulösen. Danach wurde es wieder still im Käfig.

Normalerweise war die Taube ein sehr ruhiges Haustier. Ihr Käfig stand immer noch in meinem Zimmer auf dem Fensterbrett. Wenn ein Vogelschwarm vorbeiflog, ging ein Ruck durch sie: Ihre Federn legten sich glatt an, ihr Hals wurde lang, ihre Augen groß und rund. Sie lag nun den ganzen Tag auf ihrem Beobachtungsposten, und sie plusterte sich nur noch selten auf, was bedeutete, dass sie weniger fror oder sich weniger krank fühlte, vielleicht beides. Die ganze Taube war gleichmäßig, glänzend und weich, so weich. Nur manchmal hatte ich den Eindruck, dass ich sie nervte – wenn ich zum Beispiel gerade vor ihr saß, hinter mir das Fenster war und ein Vogel vorbeiflog, den sie sehen wollte. Dann drehte sie den Kopf direkt zu mir und schaute mich unwirsch an.

Meine Mutter trank einen Schluck von ihrem Kaffee. Ich entfernte den Deckel vom Becher und sah zu, wie hauchzarte Schwaden nach oben aufstiegen. »Ich finde es scheiße, wenn sein Grab so weit weg ist«, sagte ich. »Er hätte bestimmt hierbleiben wollen.«

»Aber in seinem Testament steht, dass er neben Martha beerdigt werden will.«

»Warum hast du das nicht gleich gesagt?«, fragte ich.

»Weil ich bei dir manchmal kaum zu Wort komme«, sagte meine Mutter, und plötzlich tat sie mir leid.

Ich verstehe einfach nicht, wie du mich abgeben konntest, dachte ich, *wieso hast du mich alleingelassen?* Es war eine Art Loop, der sich jedes Mal in meinem Kopf abspielte, wenn ich sie sah, aber dann redeten wir über irgendetwas anderes, und das regte mich so sehr auf, dass ich das Gespräch irgendwann immer einfach abbrach. Für den Bruchteil einer Sekunde überlegte ich, ob heute vielleicht der Zeitpunkt gekommen war, um ehrlich mit ihr zu reden. Ich spielte das Szenario innerlich durch, merkte aber, dass sich schon bei der reinen Vorstellung meine Kiefermuskeln verspannten und ich die Zähne aufeinanderbiss. Wenn ich sie fragen würde, müsste ich auch mit ihrer Antwort klarkommen.

»Über eine Sache wollte ich noch mit dir sprechen«, sagte meine Mutter nun, und ich schaute auf. Hatte sie meine Gedanken erraten? »In Egons Testament steht etwas, was mich verwirrt hat«, fuhr sie fort. »Und zwar soll ein gewisser Zausel hundert Euro erben. Weißt du was darüber?«

Ich verschluckte mich fast. Zausel sollte erben! Hundert Euro! In meinem Kopf sah ich die zerfledderte Taube vor mir, wie sie sich neu einkleidete: schwarzer Hut, Jackett, Schuhe aus Leder. Trotzdem wäre noch genügend Geld übrig, sodass Zausel einen zusammengefalteten Fünfzigeuroschein um den Hals würde tragen müssen. *Zausel ist jetzt reich,* dachte ich. *Zumindest für Taubenverhältnisse.* Aber das wusste er nicht, und er würde es niemals wissen. Ich spürte, wie sich meine Mundwinkel nach oben zogen, ohne dass ich es wollte.

»Wer ist Zausel?«, fragte meine Mutter mit gerunzelter Stirn.

»Eine Taube«, sagte ich, jetzt liefen Tränen meine Wangen herunter, ich wusste in den Moment wirklich nicht mehr, ob ich weinte oder lachte oder beides. Meine Mutter hatte ebenfalls Tränen in den Augen, aber ihre Mundwinkel waren eindeutig nach oben gezogen.

»Hast du nicht bemerkt, dass vor Egons Fensterbrett immer diese eine Taube wartet?«, fragte ich schließlich, als ich mich wieder beruhigt hatte.

Meine Mutter musste kurz nachdenken. »Doch, da war was«, sagte sie dann. »*Das* ist Zausel?«

»Das ist Zausel«, bestätigte ich.

»Aber woher weißt du das?«, fragte meine Mutter. »Wie könnt ihr Zausel überhaupt erkennen?« Sie sagte »ihr«, als gäbe es uns – Egon und mich – noch.

Für einen Moment sah ich sie vollkommen ratlos an. Wie konnte man Zausel denn *nicht* erkennen? Nur Zausel stand so bewegungslos vor dem Fenster und schaute hinein. Nur er hatte diese sehnsuchtsvoll in die Länge gezogenen Augen mit dem lieben Blick. Nur er kam sofort hinein, ohne zu zögern, ohne zu zaudern. Ich konnte sogar sein Gurren von dem anderer Tauben unterscheiden – seine Stimme ging am Ende leicht klagend nach oben –, und ich wusste, wie er nach dem Essen leise hickste, wenn er zu satt war, um weiterzuessen. Dann stellte er sich aufrecht hin und schnaufte ein paar Mal, was ich als Versuch deutete, die Körner tiefer nach unten in den Kropf zu transportieren, dorthin, wo sie weniger störten. Außerdem sah Zausel einem oft in die Augen, während es andere Tauben gab, die immer nur auf die Körner starrten. Das fand ich aus meiner Menschenperspektive dann immer ein bisschen unhöflich.

»Ich habe mich so gewundert«, sagte meine Mutter. Ihre Augen waren so kreisrund und erstaunt, dass sie in dem Moment fast aussah wie meine Pflegetaube. »Auch die Summe: hundert Euro! Ich dachte, vielleicht schuldet Egon jemandem noch was.«

Ich nickte unwillkürlich. Vielleicht sah Egon es wirklich so, dass er als Mensch den Tauben etwas schuldete. Wenn sie von Menschen nicht so hochgezüchtet worden wären, würde es ihnen ja viel besser gehen. Vielleicht hatte Egon aber auch generell unverhältnismäßig große Schuldgefühle gehabt, auch nach dem Tod meiner Oma. Meine Mutter hatte das so einmal erzählt: dass sich Egon schuldig gefühlt hatte, weil er überlebt hatte und meine Oma nicht.

»Bekomme ich eigentlich auch was?«, fragte ich, merkte aber sofort, dass mir die Antwort egal war. Ich hatte ja viele Jahre lang Egon bekommen, das reichte ja wohl.

»Hälfte, Hälfte«, sagte meine Mutter, aber er habe nicht viele Ersparnisse gehabt, ich solle also nicht auf zu viel hoffen. Sie würde alles für die Beerdigung organisieren, sagte sie danach, ich müsse überhaupt nichts machen.

Kurz hatte ich den Eindruck, dass sie meinetwegen ein schlechtes Gewissen hatte, aber auch, dass sie zum ersten Mal in meinem Leben richtig mit mir redete.

»Die Beerdigung findet nächste Woche statt«, sagte sie, ihre Worte hallten wie ein dumpfer Gong in meinen Ohren nach, der den ganzen restlichen Tag in mir mitschwang.

Ich saß hinter dem Schalter in der Buchhandlung und beobachtete die Leute, die durch die Bahnhofsvorhalle liefen, manche trugen jetzt Schirme, andere waren nass geworden. Es gewitterte, ich hörte den Wind heulen, und ab und zu sah ich es blitzen, aber hauptsächlich war alles, was ich wahrnahm, dieses Dröhnen, dass Egon wirklich tot war. Es ging selbst dann weiter, als Jakob durch die Tür trat und vorsichtig ein Stück Quiche und einen Apfel in den Ständer mit den internationalen Zeitschriften klemmte. Er schaute zu mir, um sicherzugehen, dass ich es gesehen hatte, dann kam er an den Tresen und sagte: »Ich wollte noch mal wegen gestern mit dir sprechen.«

»Ich wollte auch noch mal mit dir reden«, sagte ich, meine Stimme klang wie ein dünner Faden, der gleich reißen würde.

Er setzte sich auf den Tresen. »Okay, du zuerst.«

»Ich fand es total schön mit dir im Fluss«, begann ich, obwohl ich eigentlich etwas ganz anderes hatte sagen wollen, der Satz war mir einfach so herausgerutscht. *Konzentration, Romy,* dachte ich. »Aber ich glaube, es war ein Fehler.«

»Ja, das hast du gestern schon gesagt«, sagte Jakob, auf seiner Stirn entstanden in kurzer Folge einige Falten, die dann wieder verschwanden.

»In wie viel Tagen fliegst du gleich noch mal weg?«, fragte ich schließlich.

»In eineinhalb Wochen.«

Ich stützte mich mit den Ellbogen auf den Tresen auf, merkte aber, dass meine Muskeln zitterten. »Ich kann das einfach nicht, es ist einfach zu krass für mich, wenn du gleich wieder weg bist.«

Die Luft zwischen uns stand still, für einige Sekunden bewegte sich keiner von uns. Jakob starrte auf ein Päckchen Kaugummi neben dem Tresen, ich auf seine Schultern, die ich gestern noch umfasst hatte und die mir sehr gut gefallen hatten. Er begann, seine Hände zu kneten, erneut fiel mein Blick auf die lange Narbe an seinem Unterarm. Ich wäre gern mit den Fingern darüber gefahren.

»Willst du damit sagen, dass es sich für uns zeitlich nicht ›lohnt‹?«, fragte er schließlich. Es donnerte, und ich konnte den Widerhall so stark in meinem Brustkorb spüren, dass Draußen und Drinnen für einen Moment verschwammen.

»Es lohnt sich nicht«, sagte ich mit fester Stimme, ich drückte den Rücken durch und versuchte, mich ein wenig größer zu machen.

Er zuckte mit den Schultern, fuhr sich durchs Haar und griff dann nach dem Kaugummipäckchen. Es war eindeutig eine Übersprunghandlung, und ich hasste mich für das, was ich gerade zu ihm gesagt hatte. Aber möglicherweise hätte ich mich noch mehr gehasst, wenn ich es nicht gesagt hätte.

»Alles klar, wie du willst«, sagte er. »Tut mir leid wegen gestern«, und ich dachte mir: *Es geht nicht darum, was ich will. Es geht nur darum, was ich gerade aushalten kann.*

Er drehte das Kaugummipäckchen in den Händen, die Luft über dem Tresen schien leicht zu flirren, und draußen wurde das Rauschen des Regens wieder stärker.

»Und was wolltest *du* mir noch sagen?«, fragte ich irgendwann, nur um das Schweigen zu durchbrechen.

»Ist jetzt eigentlich nicht mehr so wichtig.«

»Ich will es aber trotzdem hören.«

»Ja, also noch mal wegen Lola.«

»Sie hat uns gestern im Fluss gesehen, oder?«

»Und wenn schon«, sagte er, obwohl er mich gestern doch genau vor Lolas Blick gewarnt hatte. »Aber sie hat so eine Art, die Schwächen von einem gegen einen zu verwenden. Oder das, was sie als Schwäche wahrnimmt. Ich habe ihr einmal, als ich ziemlich betrunken war, davon erzählt, dass ich mich mal längere Zeit um meinen Vater kümmern musste.«

»Oh, das tut mir leid«, sagte ich. Anscheinend hatte Lola doch keine Lügen verbreitet.

»Daraus hat sie wohl die Sache mit dem Helfersyndrom abgeleitet«, sagte er. »Das nervt mich so krass.«

»Aber was meint sie denn damit?«, fragte ich. »Dass ich dein Hilfsprojekt bin, oder wie?«

»Lola ist einfach eine Bitch«, sagte er. »Mir egal, was sie damit gemeint hat, ich fand es einfach unnötig von ihr.«

Ich aß das Stück Quiche, wir teilten uns den Apfel, und als Jakob sich schließlich verabschiedete, hielt er mir scherzhaft die Hand hin und fragte: »Freunde?«

»Freunde«, sagte ich und schlug ein. Aber alles, woran ich denken konnte, war, wie gut sich seine Hand anfühlte, und als er durch die Tür ging, blieb mein Blick an seinem Nacken hängen und in mir breitete sich eine nahtlose, glatte Leere aus.

Der Geruch von Regen lag immer noch in der Luft, als ich den Wohnungsschlüssel in der Tür umdrehte. Um mich vom Druck hinter meinen Augen abzulenken, ging ich duschen. Das Wasser rann nachgiebig und kühl an mir herunter, aber ich konnte einfach nicht aufhören, in sinnlosen Loops zu denken. Warum bereute ich, was ich zu Jakob gesagt hatte, auch wenn es das Richtige war oder mir zumindest wie das Richtige vorgekommen war? Was, wenn bei ihm wirklich Mitleid die vorherrschende Emotion mir gegenüber war? Wäre es schlimm für mich, wenn er nur so nett zu mir war, weil er ein Helfersyndrom hatte? Aber hätte er mich wegen eines Helfersyndroms geküsst? Wieso nahm ich überhaupt ernst, was Lola den ganzen Tag so vor sich hin stichelte? Wie würde ich jemals über Egons Tod hinwegkommen? Könnte ich ihm jemals den Abschiedsbrief schreiben, an dem ich die ganze Zeit scheiterte? Wie hatte meine Mutter mich als Kind einfach bei ihm abgeben können? Warum konnte ich nicht einfach mal klarkommen?

Ich stieg aus der Dusche. Notdürftig in ein Handtuch gewickelt, ging ich in mein Zimmer, legte der Taube eine Handvoll Sonnenblumenkerne in den Käfig und sah ihr dabei zu, wie sie erfolglos versuchte, sie aufzupicken. Ich seufzte, der Taube stellten sich vor Frustration einige Federn am Kopf auf.

Plötzlich hörte ich Kathleen in der Küche das Fenster aufreißen.

»Fuck«, sagte sie, dann rief sie: »Romy! Romy!« Eine Sekunde später riss sie die Tür zu meinem Zimmer auf, natürlich hatte sie nicht abwarten können, bis ich antwortete.

»Schau dir das mal an«, sagte sie und deutete in Richtung Küche. Ich zog mir schnell was an und ging ihr hinterher ans Fenster, Kathleen zeigte auf den Baum in unserem Hinterhof, in dem die Türkentäubchen mit den Lana-del-Rey-Augen gewohnt hatten.

Seine Blätter sahen ein wenig welk aus, einige waren auch schon gelb geworden. Aber da war auch noch etwas anderes. Ein Flügel eines Türkentäubchens hing bewegungslos aus dem Nest. Wir gingen sofort runter in den Hof.

Der Flügel war immer noch da, als wir ankamen – allerdings auch nur er. Der Rest des Türkentäubchens war verschwunden. Es war in seinem eigenen Nest, aus dem es immer so besonders vorsichtig herausgelugt hatte, ermordet worden. Ich spürte, wie sich von meinem Kopf aus eine Kälte in mir ausbreitete, mein Herz pumpte hart. »Es hat es gewusst«, sagte ich zu Kathleen, sie nickte grimmig. Aber dann fasste sie mich an der Schulter. »R. I. P. Türkentäubchen«, sagte sie. »Lass uns eine Schweigeminute einlegen.«

Während der Schweigeminute schloss ich die Augen, hörte aber Kathleen neben mir ungeduldig von einem Bein aufs andere treten.

Plötzlich musste ich an einen Traum denken, den ich einmal von meiner Mutter gehabt hatte, er war übernatürlich deutlich gewesen, wie ein Kinofilm, und jedes Mal, wenn ich an ihn dachte, hatte ich das Gefühl, ihn noch einmal zu erleben.

Ich sehe ihre Augen vor mir, nur ihre Augen, so groß wie auf einer Kinoleinwand: die grüne Iris umsäumt von diesem gelben Ring, ganz kleine schwarze Pupillen. Die Augen sind in meine Richtung gedreht, aber sie schauen mich nicht an.

Ich bitte sie, mich anzuschauen, ich frage sie: »Kannst du mich einfach anschauen?« Ich meine: ohne Unterbrechung ansehen, mich ansehen, so, als sei ich gemeint, als hätte ich für einen Moment ihre volle Aufmerksamkeit.

Die Augen versuchen, mich anzusehen, aber ihr Blick zittert, er gleitet immer wieder zur Seite weg. Ich kann erkennen, dass der Wille da ist, mich anzusehen, aber es geht nicht, die Augen werden von etwas fortgezogen, die Pupillen zeigen nie in meine Richtung.

Ganz ruhig, Romy, dachte ich. *Komm einfach mal klar.* Ich atmete tief durch, die Art von Atem, die ich so oft mit Kathleen in ihren Yoga-Videos geübt hatte. Aber danach war ich immer noch total aufgelöst, und langsam fragte ich mich auch, was das eigentlich war mit mir, dass sich die Vergangenheit immer so direkt in meine Gegenwart schob. War das normal, dass die Zeit immer wieder solche Schleifen bildete, in denen Vergangenheit und Gegenwart kreisförmig ineinander übergingen, als wäre keine Zeit vergangen, als gäbe es keine Zeit?

Kathleen zupfte mich an der Schulter und fragte: »Gehen wir wieder hoch?«

Als ich nicht sofort antwortete, sagte sie: »Nimm es nicht so tragisch, ich meine, es ist natürlich tragisch, aber so ist die Natur, es ist alles ein Kommen und Gehen«, ich sagte: »In letzter Zeit aber vor allem ein Gehen, oder?«, und Kathleen fragte: »Glaubst du, das war ein Greifvogel?«, ich antwortete ihr nicht, ich wollte einfach nur weg.

Alles war so sinnlos und durcheinander, mein Leben, das Wetter, meine Gefühle. Als ich mich oben in der Wohnung wieder beruhigt hatte, kämpfte ich mit dem Impuls, die Taube aus dem Käfig zu nehmen, um zu spüren, wie ihr Herz schlug und wie weich ihre Federn waren, aber sie lag gerade in Baguettebrötchenform da und chillte, ich wollte sie jetzt nicht stören. Ich fühlte mich plötzlich wie unter Beschuss von meinen Gefühlen, und ich dachte: *Wenn ich schwimmen gehe, hört es bestimmt auf.*

Es war nach dem Gewitter, und allein deswegen war es keine gute Idee, das wusste ich, aber es war mir einfach alles zu viel an diesem Tag.

Das Wasser war eine graue, überschwappende Wüste, es war aufgewühlter als sonst, die Strömung stärker. Alles andere sah ich nicht, oder ich achtete nicht darauf. Ich brauchte etwas, was meinen Kopf wieder klar machte. Vielleicht suchte ich aber auch etwas, mit dem ich mich dafür bestrafen konnte, dass ich noch lebte und Egon nicht.

Die Luft war immer noch schwülheiß und klebrig, ich zog mich aus, das Gras war noch nass unter meinen Füßen, und als ich ins Wasser stieg, fühlte es sich an, wie in eine kühle Daunendecke hineinzufallen, so weich, dass man nicht mehr wusste, wo man selbst endete und die Decke anfing.

Die Strömung erfasste mich sofort. Rechts und links vor mir ragten einige umgestürzte Bäume ins Wasser – sie waren wohl durch das Gewitter umgeknickt –, und ich wusste, dass ich sie großräumig umschwimmen musste, weil ich nicht erkennen konnte, wie weit Stämme und Zweige genau in die Wasserfläche hineinragten.

Weißgraues Licht brach durch die Blätter, außer dem leisen Rauschen des Wassers und einem Flugzeug war nichts zu hören.

Ich schwamm an Bäumen und Büschen vorbei, die Wasseroberfläche eine Mischung aus Braun und Grau, meine Arme bewegten sich gleichmäßig und lautlos.

Plötzlich stieß mir etwas unvermittelt und hart in den Bauch. Ich wurde so abrupt abgebremst, als wäre ich gegen eine unsichtbare Schranke geschwommen, und erst nach ein paar Sekunden realisierte ich, was passiert war: Ein Ast, der tief im Flussbett hing, hatte mich abgefangen.

Während meine Beine im Ast festhingen, drängte die Strömung mich weiter nach vorn. Wie ein Hebel schob sie meinen Körper kopfüber ins Wasser. Alles ging so schnell, dass ich nicht einmal Zeit hatte, Angst zu haben. Erst versuchte ich noch, mich loszureißen, irgendwie wegzuschwimmen, doch dann kam der Moment, in dem ich akzeptierte, was passieren würde: Mein Kopf würde von der Strömung unter Wasser gedrückt werden wie von einer übermächtigen Person, die sich entschlossen hatte, mich umzubringen. Ich würde sterben.

Das Wasser riss an mir, ich ruderte mit den Armen, es war gewaltsam und gleichzeitig vollkommen leise. Mir kam es gar nicht in den Sinn, um Hilfe zu rufen – ich war allein mitten im Fluss, man konnte mich vom Ufer aus gar nicht sehen, es sei denn, man kämpfte sich durch das Dickicht, aber, wie gesagt: Ich dachte nicht einmal daran.

Ich sah die haarfeinen Muster auf der Wasseroberfläche vor mir und wie sie plötzlich zögerlicher wurden. Alles verlangsamte sich, als würde sich die Zeit dehnen. Ich war so überrascht, als könnte mir das nicht passieren: zu sterben. Ich dachte: *Jetzt schon? Wirklich?* Dann fragte ich mich übergangslos, was wohl am Ende gezählt haben würde: ein guter Mensch gewesen zu sein oder zumindest kein schrecklicher? Das Universum bewundert zu haben? Das Richtige getan zu haben? Schönheit in der Welt erkannt zu haben? Geliebt worden zu sein? Liebe zu etwas oder jemandem gespürt zu haben?

Für einen Moment sah ich mich von oben, als wäre ich meine eigene beobachtende Instanz: Meine Haare waren lang und trieben im Fluss, und im nächsten Augenblick dachte ich an Jakob, an Kathleen und die Taube. Würden sie mich vermissen? Kathleen und Jakob wahrscheinlich schon, bei der Taube war ich mir nicht sicher. Trotzdem hätte ich ihr irgendwie gern Tschüss gesagt.

Meine Hände schlugen aufs Wasser. *Niemand weiß, wo du bist,* dachte ich. *Du hast es verkackt, Romy! Und das nur, weil du mit deinem Leben nicht klarkommst. Es war so unfassbar dumm, allein in diesem Fluss zu schwimmen, nur weil du es magst, irgendwo hineinzuverschwinden und mitgerissen zu werden.*

Aber dann senkte sich Friede auf mich herab. Ich wurde ganz ruhig. Das Wasser floss weiter, und ich dachte: *Auch schon egal, dann war es das eben.*

Trotzdem und ohne mein willentliches Zutun riss mein Körper ein letztes Mal an dem Ast, an dem sich meine Beine verfangen hatten, und mit einem Mal glitt er unter mir weg, und ich kam frei. Die Wasseroberfläche vor mir brach sich weiterhin in Nuancen von Braun und Grau, der Fluss floss einfach weiter, als sei nichts gewesen. Meine Arme zitterten so sehr, dass ich kaum noch Schwimmbewegungen machen konnte, ich musste sofort hier raus. Mit unsicheren Beinschlägen schwamm ich an den Rand, obwohl das Flussufer hier dicht bewachsen war mit Brennnesseln und heckenartigem Gestrüpp.

Dornen zerkratzten mir die Beine, ich sah das Blut an ihnen herunterlaufen, spürte aber nichts außer meinem Herzschlag. Es roch nach feuchter Erde und Brennnesseln und war dunkel wie in einer Höhle; über meine Arme wanderten ein paar fahle helle Flecken.

Ich ließ mich auf den Boden sinken. Mein Atem ging schnell, und ich fühlte mich wie in einer fremden Welt. Vielleicht war aber auch nur ich fremd in dieser Welt – das eine Teil, das nicht hier hingehörte. Immer noch nach Luft ringend saß ich da und versuchte zu begreifen, was da gerade passiert war. Blut sickerte aus den Wunden an meinen Beinen hervor, ich wischte es mit einem Blatt weg, doch es kam sofort neues nach. *Ich hätte es wissen müssen,* dachte ich. *Ich hätte wenigstens eine Schwimmboje mitnehmen sollen. Oder erst gar nicht schwimmen direkt nach einem Gewitter. Vor allem nicht, wenn die Bäume wie jetzt so trocken sind, dass sie so schnell brechen. Es ist nicht die gleiche Welt wie in deiner Kindheit, Romy, du musst besser aufpassen, du musst überhaupt mal ein bisschen auf dich und dein Leben aufpassen, du bist gerade so krass neben der Spur.*

Minuten vergingen. Das Blut an meinen Unterschenkeln gerann. Und plötzlich war es, als würde ich alles zum ersten Mal sehen: den Fluss, die Lichtflecken auf meiner Haut, die Brennnesseln um mich herum; mich selbst als jemanden, der beides – den Tod und das Leben – in sich hatte. Ich hatte überlebt. Und in diesem Moment spürte ich eine minimale Verschiebung meiner Wahrnehmung – dass es immer beides gab: das Schöne und das Schreckliche, Tod und Leben; es gab Jakob, es gab Lola, Sonne, Gewitter, die Taube, meinen leeren, immer gerade im Entstehungsprozess begriffenen Brief an Egon, Kathleen, die Unsicherheit, wie es weitergehen würde mit Jakob. Man musste sich alles ansehen, auch das Schreckliche, aber dann irgendwie weitergehen, nicht hängen bleiben, einfach irgendwie weitergehen.

Mit geronnenem Blut an den Beinen lief ich zurück zu meinem Fahrrad. Auf einmal war ich wieder mit einem Teil von mir verbunden, der dankbar für Dinge sein konnte, der Farben sah, sich eine Zukunft vorstellen konnte und wieder irgendetwas machen wollte; als wäre ich aus einem inneren Schlaf aufgeweckt worden, in dem ich mich seit Tagen befunden hatte. In diesem Moment schwor ich mir, durch den Schmerz hindurchzugehen und als neuer Mensch auf der anderen Seite hinauszutreten: als jemand, der es schaffte, alles zu erleben und trotzdem nicht bitter zu werden; als jemand, der sich selbst nicht vergessen würde, andere aber auch nicht, und dem bewusst war, dass es diese Abstufungen gab – von schrecklich zu schön, wie in einem Farbverlauf. Man konnte auf einen beliebigen Punkt des Farbverlaufs blicken und nur eine Farbe sehen, und gleichzeitig gab es immer auch die anderen Farben, es gab immer die ganze Farbpalette.

Während ich nach Hause radelte und der Fahrtwind langsam meine Haare trocknete, sah ich am Wegrand Schafgarbe neben der Eisenabsperrung, die die Gleise abschirmen sollte; der Kies knirschte unter meinen Reifen. Rechts Häuser aus der Gründerzeit und eine kleine, begrünte Brachfläche mit Bauzaun davor, in den jemand einen Plastikbecher gesteckt hatte. Exotisch aussehende lilafarbene Blüten mit tiefen Kelchen, daneben Margeriten. Ich stieg von meinem Rad und schnupperte daran, lief weiter, das Rad neben mir herschiebend. Eine weitere Blume hatte so viele Knospen, aus denen weiße Blütenspitzen herausragten, dass sie aussah wie ein kompliziertes Sternbild.

Vielleicht war ich ja doch ein wichtiger Teil von alldem hier, nicht einfach irgendein Teil, nicht nur irgendeine vergessene kleine Romy in irgendeinem Kinderzimmer. Wahrscheinlich wurde mir erst in diesem Moment klar, dass ich mein Leben lang das Gefühl gehabt hatte, vergessen worden zu sein: von meiner Mutter, von der ganzen Welt und jetzt von Egon. Ich musste mich endlich davon befreien, dass mir alles so vorläufig und zerbrechlich erschien und ich mir selbst überflüssig vorkam, als würde ich einfach nicht hierhingehören.

Auch ich bin ein Teil von allem, sagte ich mir. *Wie Kathleen, wie Jakob, wie die Taube. Nicht mehr und nicht weniger.*

Als ich nach Hause kam, hatte die Taube einen melancholischen Lichtreflex in den Augen. Ich holte sie aus dem Käfig, sie machte zwei kleine Haufen auf das Parkett, die ich sofort wegwischte; die Stellen, auf denen die Haufen gelegen hatten, desinfizierte ich. Dann versuchte sie wieder zu fliegen, flog aber erneut unter die Heizung (dieses Mal wenigstens vorwärts). Als sie wieder darunter hervorkam, sah sie sehr niedergeschlagen aus.

»Du darfst den Lebensmut nicht verlieren«, sagte ich zu ihr. Sie blickte mich ernst an. Sogar ihre Kopfform sah traurig aus, wie ein Tropfen.

»Vielleicht brauchst du andere Tauben«, sagte ich. »Vielleicht können wir dich zu anderen Tauben dazustellen.« Dabei hatten wir ja gar keine anderen Tauben, und wenn wir welche gehabt hätten, dann hätten sie ja auch schon PMV haben müssen, damit sie sich nicht ansteckten.

Erst jetzt fiel mir auf, dass unsere Taube sich so im Zimmer positioniert hatte, dass sie in einem Lichtfleck saß, ihr Kragen schillerte rosa, durchsetzt von Grün. Die Farben gingen so zart ineinander über, als hätte man sie gleichzeitig nebeneinander ausgegossen. Ich dachte daran, dass andere Tauben diese Taube bestimmt auch schön gefunden hätten, aber es war keine von ihnen da.

»Bald bist du frei«, sagte ich zu dem kleinen grauen Vogel, obwohl ich nicht wusste, ob das stimmte. Bevor wir die Taube freilassen konnten, musste sie ja eigenständig fressen und fliegen können, und ich wusste noch nicht, ob das jemals wieder der Fall sein würde.

»Bald bist du wieder frei«, wiederholte ich stur, in meinem Kopf zogen die Ereignisse der letzten Stunden noch einmal an mir vorbei: wie ich durch den Flusslauf gespült worden war, die Freiheit, die darin lag, sich so mühelos bewegen zu können; dann der plötzliche Ruck, das Gefühl, jetzt sterben zu müssen, das erneute Gefühl der Freiheit. Mir kam es in diesem Moment so vor, als hätte ich das Wichtigste im Leben sowieso schon geschafft: einfach weiterzuleben. Ich hielt der Taube ihren Trink-Eierbecher hin, und nachdem sie ihn erst mehrere Sekunden lang beäugt hatte, steckte sie den Kopf hinein und trank.

»Möchtest du auch baden?«, fragte ich. Tauben liebten es zu baden, das hatte Egon mir erzählt. Tatsächlich hatte ich schon oft Tauben gesehen, die in Brunnen oder Pfützen standen und sich putzten. Einmal hatte ich sogar Zausel dabei beobachten können, wie er bei einem Gewitter auf Egons Vordach geduscht hatte: Er hatte immer abwechselnd einen Flügel gehoben und dabei eine wolkenweiße Flügelunterseite offenbart.

Ich stellte unserer Taube ein flaches Wasserschälchen hin. Sie war *nicht* interessiert. Sie pickte nur einmal von außen dagegen. Vorsichtig setzte ich sie ins Wasser, aber sie machte sofort vier kleine Schritte und legte sich wieder an die Stelle, an der sie vorher gelegen hatte.

Vielleicht wollte diese Taube lieber duschen, überlegte ich. Also holte ich die Sprühflasche, die wir verwendeten, um unsere Pflanzen feucht zu halten, und spritzte vorsichtig von unten in die Luft, sodass die Wassertropfen regenähnlich nach unten fielen. Das würde die Taube kennen, überlegte ich. Erst ließ ich es knapp neben ihr regnen, dann auf einen ihrer Flügel. Erst als sie sich nicht wegbewegte, ließ ich es auf ihren Rücken regnen.

Die Taube beäugte den unwahrscheinlichen Regen mit großen Augen, blieb aber sitzen. Ich zauberte immer mehr Regen hervor, und schließlich entspannte sie sich. Erst hob sie den Kopf und trank ein paar Schlucke, dann spreizte sie langsam die Federn an den Flügeln und am Rücken ab. Jetzt hob sie den Flügel, und mein Herz schlug schneller. Sie wollte wirklich duschen.

Die Federn unter ihren Flügeln waren weiß wie Schlagsahne, und mir kam es so vor, als würde sie ihre Flügel nur widerwillig und vorsichtig heben, als würde sie darunter einen besonderen Schatz verbergen. Aber vielleicht war es auch einfach nur schwer, die Balance zu halten, wenn ein Flügel senkrecht nach oben gestreckt war. Ihre Flügel zitterten auch ein bisschen.

Die Taube duschte ziemlich lang, und ich holte ein Handtuch, damit das Parkett nicht zu nass wurde. Aber irgendwann kam der

Punkt, an dem es auch ihr reichte. Sie ging einen Schritt aus dem Regen, schüttelte sich, sodass kleine Tropfen in alle Richtungen spritzen und ich ganz nass wurde. Dann pickte sie routinemäßig nach ein paar Körnern, die auf dem Boden herumlagen, fand ein kleines schwarzes und pickte danach, und dieses Mal traf sie es. Ich wartete darauf, dass das Korn hochfliegen und irgendwo auf dem Boden aufschlagen würde, aber das tat es nicht. Es verschwand wirklich in ihrem Hals – das erste Korn, das sie vor meinen Augen verspeist hatte. Ich war so glücklich, dass ich am liebsten sofort Jakob angerufen hätte.

»Du hast es geschafft!«, sagte ich zu ihr. »Herzlichen Glückwunsch!«

Ich griff nach meinem Handy, um für Kathleen und Jakob ein Video aufzunehmen, in dem ich die Fortschritte der Taube dokumentieren konnte, aber die anderen Körner pickte sie nur an und schleuderte sie in die Luft. Ich säuberte den Käfig, räumte das alte Zeitungspapier raus, legte neues hinein und setzte die Taube wieder in den Käfig, auf eine Wählerbefragung mit schrecklichen Ergebnissen. Sie pickte ein paar Mal auf die Grafik, nichts passierte. Schließlich legte sie sich darauf. Genau in diesem Moment flog ein Taubenschwarm vorbei, mit einem Mal legten sich alle Federn der Taube glatt an, ihre Augen wurden groß und wachsam. Sie wäre *so* gern mitgeflogen.

In dieser Nacht träumte ich von Egon. Er stand auf einem schneebedeckten Berggipfel und blickte nach unten. Die Sonne strahlte ihm ins Gesicht, er musste die Augen ein wenig zusammenkneifen.

»Willst du wirklich sterben, Egon?«, fragte ich ihn.

Er lächelte so verschmitzt, wie nur er es konnte, sagte: »Freilich« – und sprang.

Ich sah, wie sein Körper fiel, ein Mensch in Menschenform, aber ich sah nicht, wie er aufkam.

In meinem Traum kam er nie auf.

11

Innerhalb weniger Tage wurde es Herbst. Auf den Gehsteigen wehten einzelne gelbe Blätter hin und her und machten schabende Geräusche, die Sonnenstrahlen glitten in Richtung Orange ab, die Wolken schienen höher zu schweben. Man merkte richtig, wie sich der Planet drehte und von der Sonne abwendete; wie der Himmel plötzlich mehr Platz bekam. Manchmal waren morgens sogar die Fensterscheiben der Autos beschlagen, aber mittags stand ich trotzdem wieder im T-Shirt in der Sonne und ließ mich anscheinen wie eine Pflanze.

Die Taube konnte nun wieder eigenständig fressen, und sie wollte fliegen, das sah man ganz deutlich. Ständig spreizte sie ihre Flügel, als wäre sie Sportlerin und würde sich vor einem großen Lauf dehnen. Ihre Aufmerksamkeit war weiterhin auf alle Vögel gerichtet, die an unserem Fenster vorbeiflogen, und wenn wir sie aus dem Käfig ließen, flog sie sofort los, anfangs noch ein wenig ungeschickt: Sie rutschte häufig ab, wenn sie irgendwo landen wollte, und musste dann erst einmal mit offenem Schnabel Luft holend pausieren. Aber sie machte rasche Fortschritte, seitdem sie wieder selbst fressen konnte. Mittlerweile zog sie immer mindestens drei mühelose, elegante Runden im Kreis, über unsere Köpfe hinweg, sodass wir den Wind spürten, den sie verursachte. Sie prallte nirgends mehr dagegen, sie konnte die Abstände korrekt einschätzen. In der Luft gehörte alles ihr, und der Rest war ihr egal.

Kathleen und ich schauten ihr mit offenen Mündern zu,

manchmal riefen wir so etwas wie: »Schön geflogen!«, oder: »Wow, so hoch!« Sie landete mittlerweile sogar auf dem Schrank oder auf meinem Garderobenständer. Allerdings musste ich sie dort schnell wieder verscheuchen, weil ich Angst hatte, sie könnte auf meine Klamotten machen. In der Luft sah sie aus, als wäre sie schon weit weg, als könnte sie eigentlich überall sein und es hätte sie nur zufällig in mein Zimmer verschlagen. Sie war einfach nur jemand, der mal eben schnell durchflog, ein wenig Luft aufwirbelte, und dann wäre er wieder fort.

Merkwürdigerweise bewegte sich die Taube nie aus meinem Zimmer hinaus, obwohl die Tür immer offen stand – nur einmal hatte sie versucht, auf einer an der Wand aufgehängten Schirmmütze zu landen, war abgerutscht und konnte nur in eine Richtung weiterfliegen. In der Küche landete sie fein säuberlich auf unserem Kühlschrank und versuchte, den Raum mit einem Mal in ihr Bewusstsein zu drücken: wo was stand, wo sie landen konnte. Schließlich flatterte sie auf die Anrichte und trippelte in einem Teller umher.

»Oh nein!«, rief Kathleen. »War da noch was drauf?«

Es war nichts mehr drauf gewesen, nur ein wenig Öl von den Bratkartoffeln, die wir vorher gegessen hatten. Das hatte die Taube jetzt an den Füßen, und es störte sie nicht. Sie versuchte sogar, ein winziges übrig gebliebenes Stück Kartoffel zu fressen.

Schließlich trat sie den Rückweg an, pickte im Flur schnell an unserem Schlüsselanhänger, einem blauen Miniatur-Plüschelefanten, herum und flog dann wieder in »ihr«, also mein Zimmer.

»Eigentlich ist sie ein echt gutes Haustier«, sagte Kathleen.

Aber wir spürten beide den Wind, den diese kleine Taube machte, unsere Haare wurden weggeweht, Luftzug an der Stirn, Luftzug an den Armen – sie wollte frei sein.

Während es bei der Taube bergauf ging, glich mein Leben eher einer Berg-und-Tal-Fahrt. Egons Beerdigung näherte sich, und ich schaffte es nicht einmal, daran zu denken, ohne dass meine Fingerspitzen taub wurden. Kathleen meinte, ich müsse für danach etwas Schönes einplanen, damit ich wenigstens etwas hatte, worauf ich mich freuen konnte. Wenige Stunden später postete Rebecca einen Aufruf in der Taubengruppe, ob jemand demnächst mit ihr Tauben entschnüren gehen wolle. Der Tag, den sie vorgeschlagen hatte, war genau der Tag nach Egons Beerdigung, und ich schrieb ihr sofort, dass ich mitkommen würde.

Kathleen fragte, was das bedeuten sollte: »entschnüren«, und ich erklärte ihr, dass sich oft Menschenhaare oder auf der Straße liegende Fäden um die Zehen der Tauben wickelten und diese dann zum Absterben brachten. Wir würden die betroffenen Tauben fangen und die Schnüre entfernen, und Kathleen nickte ehrfurchtsvoll.

Ich freute mich tatsächlich auf diesen Einsatz, weil ich ahnte, dass ich danach stolz auf mich sein würde. Aber die Furcht vor Egons Beerdigung blieb. Jedes Mal, wenn ich daran dachte, spürte ich die Adern in meinem Körper pulsieren, als würde der Rest an Leben, den ich noch in mir hatte, bald zerstört werden. Was, wenn ich auf der Beerdigung aus Versehen etwas Verrücktes tat? Was, wenn ich total durchdrehte und einfach irgendetwas machte? Ich hatte das Gefühl, dass ich im Moment überhaupt nicht vorhersagen konnte, wie ich mich verhalten würde, als würde ich mich selbst noch kein bisschen nicht kennen.

Die Euphorie, die ich nach meinem Fast-Unfall mit dem Ast verspürt hatte, kam zwar immer wieder in Wellen in mir hoch, aber es gab auch Tage, an denen ich auf der Arbeit ständig blinzeln musste, um nicht zu weinen, und mir alles vorkam wie ein Film, den ich mir nur ansehen, in dem ich aber nicht mitspielen konnte. Auch mit dem Brief an Egon war ich noch kein Stück weitergekommen. Meine Hände stockten, alle Wörter waren verschwunden, und mittlerweile glaubte ich, dass es möglicherweise daran lag, dass ich nicht einmal mehr wusste, wer ihm diesen

Brief schrieb, es war eine neue Romy, und ich wusste noch gar nicht, was die neue Romy zu sagen hatte.

Was mich wirklich wunderte, war, dass Jakob weiterhin jeden Tag in die Bahnhofsbuchhandlung kam und für mich Essen in den Regalen drapierte: Apfel-Zimt-Muffins in der obersten Ecke der Hobbyabteilung, griechischen Salat mit Feta und Oliven in der Reiseabteilung und einen Tortilla-Wrap mit Mais in der Haustierabteilung. Ich durfte Sterne vergeben, wie es geschmeckt hatte, und verteilte kategorisch immer fünf. Er war weiterhin so beständig für mich da, obwohl ich ihm gesagt hatte, dass es mit uns beiden nichts werden würde, und in schwachen Momenten fragte ich mich, ob er nicht vielleicht doch am Helfersyndrom litt und ich ihm einfach leidtat. Dann hörte ich Lolas Stimme in meinem Kopf und hasste mich selbst dafür, dass ich ihr phasenweise Glauben schenkte.

Einmal holte er mich nach der Arbeit ab und begleitete mich nach Hause. Wir taten so, als wäre alles normal zwischen uns, ab und zu kam ein Windhauch, der den Duft seiner Haare zu mir herübertrug, aber ich versuchte, es zu ignorieren.

Auf dem Weg sahen wir eine Taube hinter dem »M« an der Außenfassade von McDonald's verschwinden, und wir drehten gleichzeitig die Köpfe zueinander und grinsten uns an.

»Sie wohnt wirklich hinter dem M«, sagte Jakob beeindruckt. »Respekt.«

»Eine gute Kapitalismus-Taube weiß, wo man wohnen muss!«, witzelte ich.

»Wahrscheinlich hat sie ein Stück vom ›M‹ abgetrennt und an weniger wohlhabende Tauben vermietet«, sagte Jakob.

»Wahrscheinlich frisst sie den ganzen Tag edelste Sesamsamen, die von Burgern herabfallen«, sagte ich, ich sah eine kleine Freude über meinen Witz in Jakobs Augen aufleuchten, und für einen Moment war alles perfekt: der Himmel eine helle, blaue Fläche, die Sonne erwärmte meine Haare, aber der Wind war kühl, und ich hörte unsere Schritte auf dem Asphalt. Die Blätter der Bäume in der Fußgängerzone wiegten sich leicht hin und her, und ich sah kein einziges Flugzeug am Himmel. Für einen Moment stimmte alles, und trotzdem hätte ich nicht sagen können, was genau stimmte, was mich so glücklich machte – dass wir irgendwie Teil von alldem waren, dass es nichts Besonderes war, sondern einfach nur wir, wie wir eben waren, zur gleichen Zeit, am gleichen Ort. Vielleicht hatte sich aber auch eine kleine Luke in der Zeit geöffnet und mich für einen Moment herausgeholt, sodass ich alles so sehen konnte, wie es wirklich war.

Abrupt blieb ich stehen. »Jakob?«

»Ja?«

»Danke für alles«, sagte ich, dabei hätte ich eigentlich sagen wollen: »Lass uns unser Gespräch von letztens rückgängig machen, okay? Es ist nicht passiert, und ich habe dir nicht gesagt, dass wir besser nur Freunde bleiben. Vor allem habe ich dir nicht gesagt, dass sich eine Beziehung zwischen uns nicht ›lohnen‹ würde; als müsste unsere Beziehung einen Kapitalertrag haben, als könnte man nicht einfach die Zeit wertschätzen, die man gemeinsam hat.«

»Bitte, gerne, ich danke ebenfalls«, sagte er, allerdings hatte sich ein verwirrter Ausdruck zwischen seine Augenbrauen geschlichen. Wir gingen weiter, unsere Schritte ein gleichmäßiges akustisches Muster.

Er hatte mich einmal gefragt, ob es aus freundschaftlichen Gesichtspunkten okay für mich sei, wenn er mich zum Abschied umarmte, und ich hatte gesagt, dass absolut nichts dagegenspreche. Ansonsten hatten wir die Art unserer Beziehung nicht mehr thematisiert. Mir schien der Kontakt, den wir beide hatten, wie etwas Fragiles, das durch meine Worte am Fluss noch zerbrechlicher geworden war. Ich wollte einfach, dass es so blieb, wie es war. Es lag nicht nur am Essen, das er mitbrachte. Es war mehr diese Konsequenz seiner Handlungen, vielleicht auch, dass alles so ineinandergriff: Ich hatte mich um Egon gekümmert, jetzt bekam ich gerade Essen von Jakob und die Taube wiederum von uns, es gab mir irgendwie das Gefühl, auch wichtig zu sein.

Natürlich entging mir nicht, dass Jakob das Prinzip von Restaurant Romy gekapert hatte, aber ich fand es eigentlich cool. Ich fand es schön zu wissen, wie Egon sich vielleicht gefühlt hatte, und ich fand, es fühlte sich gut an, wenn jemand an einen dachte und Essen für einen kochte. Es war das Gegenteil davon, vergessen zu werden, und vielleicht war das ja einer der Gründe dafür, warum ich mich bei Jakob auf unerklärliche Weise zuhause fühlte.

Die Taube wurde immer schwerer. Sie wog jetzt 290 Gramm, hatte einen neugierigen, wachen Blick bekommen und fraß mit gutem Appetit, auch wenn es immer nur die kleinen Körner waren, die sie hinunterbekam. Erbsen und Maiskörner nahm sie in den Schnabel, schaffte es aber nicht, sie herunterzuschlucken, sie schleuderte sie immer wieder weg. Wahrscheinlich fehlte ihr nach wie vor die richtige Technik dafür. Am liebsten mochte sie geschälte Sonnenblumenkerne, wenn wir ihr davon welche gaben, fraß sie sofort alle restlos auf. Sogar auf Rebecca wirkte ihr Essverhalten recht normal, wenn man von einer winzigen unnötigen Drehung mit dem Schnabel absah, die sie bei jedem Picken vollführte und die wahrscheinlich eine Spätfolge ihrer PMV-Infektion war.

Kathleen und ich zeigten ihr die Taube regelmäßig über Videocalls, und Rebecca war begeistert von ihren Fortschritten. Wenn die Taube so weitermachte, würden wir sie bald freilassen können, sagte Rebecca, und Kathleen riss die Hände nach oben und jubelte. Rebecca sagte allerdings auch, dass die Symptome von PMV zwar jederzeit zurückkommen konnten, dass sie unserer Taube aber die Freiheit gönne.

Wenn ich ihr über das glatte Gefieder fuhr, schmatzte sie

manchmal leicht, was ich als Zeichen von Wohlgefallen verstand. Seitdem sie wieder selbst fressen konnte, hatte sie aufgehört, uns zu attackieren. Sie hielt ganz still, wenn wir uns ihr näherten, und wir konnten sie aus dem Käfig herausnehmen wie ein stilles, atmendes Objekt. Auch am Kopf, an Flügeln und Wangen durften wir sie streicheln, und manchmal schloss sie dabei sogar genüsslich die Augen. Nur wenn sie respektvoll einen Schritt nach hinten ging, wollte sie nicht angefasst werden.

Am Vorabend von Egons Beerdigung passierte etwas Merkwürdiges. Nachdem ich sie gestreichelt hatte, begann die Taube, mich zurückzustreicheln. Sie steckte ihren Schnabel zwischen meine Finger und zog ihren seidigen, glatten Kopf vor und zurück, während sie den Schnabel rhythmisch öffnete und wieder schloss. Es war eine sanfte, suchende Berührung, wie sie Tauben bei ihrer Partnertaube machten. Ich traute mich kaum zu atmen, so gerührt war ich davon, dass sich dieser Vogel eine solche Mühe für mich gab. Aber irgendwann musste die Taube immer wieder niesen. Ich fragte mich, ob es an der Beschaffenheit meines Menschenfingers lag, dass sie diese Taubenaktion mit mir nicht ganz korrekt durchführen konnte. Als Jungtaube hatte sie ihren Schnabel in den ihrer Eltern gesteckt, damit die Eltern sie mit Kropfmilch versorgten, dabei hatte sie ja wohl kaum niesen müssen?

Weiter fuhr der weiche Taubenschnabel über meine Finger – bis die Taube plötzlich in der Bewegung erstarrte und mich mit weit aufgerissenen Augen ansah, so, als wollte sie mich fragen: *Wer bist du eigentlich? Wer zur Hölle bist du eigentlich?*

»Ich bin Romy«, sagte ich leise. »Du kennst mich doch.« Die Taube starrte noch einen Moment ins Leere. Vielleicht hatte sie vergessen, wo sie war. Vielleicht hatte sie sich vorgestellt, dass ich eine andere Taube war, kein Mensch, bei dem sie in einem Käfig wohnte.

Aber dann herzte sie mich weiter, es schien ihr selbst ganz gut zu gefallen, was sie da machte, sie schloss sogar die Augen.

Kathleen und Jakob hatten versprochen, zur Beerdigung mitzukommen. Das hieß allerdings auch, dass es niemanden gab, der sich um die Taube kümmern konnte. Wir würden eineinhalb Tage weg sein, inklusive Übernachtung bei meiner Mutter, und wollten sie während dieser Zeit nicht ganz allein lassen, obwohl sie mittlerweile wieder fressen konnte. Auch bei Lola konnten wir sie nicht abgeben, weil diese mittlerweile herausgefunden hatte, dass sie gegen Tauben allergisch war. Als Kathleen davon erzählte, setzte sie »allergisch« in Anführungszeichen.

Ich schrieb Rebecca von der Taubenhilfe, und sie antwortete, sie sei zwar immer noch überbelegt, aber eineinhalb Tage gingen, sie müsste die Taube nur in ein kleines Gartenhäuschen stellen – Quarantäne wegen PMV – und hoffte, das sei für uns in Ordnung.

Wir fuhren mit einem Auto, das sich Jakob von einem Freund geliehen hatte. Ich hatte schwarze Klamotten in einer Reisetasche dabei und Taschentücher und Bananen, die ich nur mitgenommen hatte, weil Kathleen mich vorher in eindringlichen Worten gewarnt hatte, dass man auf Beerdigungen immer totalen Hunger bekäme. Während der Fahrt zu Rebecca nahm ich den Taubenkäfig auf den Schoß und schaute ab und zu hinein. Die Taube stand auf ihren dünnen Beinen darin und schaukelte bei jeder Bewegung, die das Auto machte, hin und her, als wäre sie auf hoher See. Auf die Idee, sich in dieser Stresssituation lieber hinzusetzen, kam sie nicht. Erst sah sie in meine Richtung, dann drehte sie sich in Fahrtrichtung, schließlich zur Seite, wo Kathleen saß und lenkte. Als uns von links ein Wagen überholte, machte sie den Hals lang und drehte den Kopf mit. Ich glaube, sie fand es unerhört, dass jemand schneller fuhr als wir. Sobald wir eine Kurve fuhren, rollte eine getrocknete Erbse im Käfig hin und her, und die Taube schwankte. Ich hätte ihr so gern erklärt, was wir machten und warum, aber es war natürlich aussichtslos, ich hatte zwar mein Leben mit ihr geteilt, aber trotzdem konnte ich ihr einfach nicht vermitteln, warum wir sie nun erst einmal abgeben mussten.

Bei Rebecca stellten wir den Käfig mitsamt der Taube im Schuppen ab. Es roch nach Staub und altem Holz, und wir füllten Wasser und Körner in die Schüsselchen. Ich kniete mich hin, um mich von der Taube zu verabschieden, doch im Käfig war es so dunkel, dass ich nicht sehen konnte, wo ihr Kopf war. Normalerweise leuchtete die Schnabelwarze so hell, dass ich sie nicht übersehen konnte, aber gerade blickte ich nur in ungleichmäßiges Grau. Schließlich tat ich, was ich sonst nicht tat, weil es die Taube erschrecken konnte: Ich leuchtete mit meinem Handy in den Käfig, und mein Hals wurde ganz eng. Die Zeitung auf dem Käfigboden war nass, die Taube stand in einer Pfütze. Wir hatten ihr zu viel Wasser in den Napf gegeben, er war übergelaufen. Wenn ich es nicht gesehen hätte, hätte sie in einer kalten, dunklen, fremden Umgebung auf nassem Untergrund schlafen müssen.

Ich nahm die Taube noch mal aus dem Käfig. Sie wehrte sich kein bisschen und schlug auch nicht mit den Flügeln, sondern ließ mich vertrauensvoll meine Hände um sie schließen. Ihre Füße waren ganz warm. Kathleen legte neues Zeitungspapier in den Käfig; die Taube würde jetzt auf einer Werbung für Kettensägen schlafen. Ich streichelte ihr ein letztes Mal über den Kopf, dann setzte ich sie zurück in den Käfig und ging schnell nach draußen. Mein Herz schlug hart gegen meinen Brustkorb, und ich sah nach oben, um mich abzulenken. Die Wolkendecke über uns dicht und grau, riss aber am Horizont abrupt hellblau auf.

Während wir nach Frankfurt weiterfuhren, lief das Radio. Die Landschaft zog an mir vorbei, Kathleen trommelte im Takt mit den Fingern auf das Lenkrad, und ich konnte an nichts anderes denken, als dass die Taube jetzt an einem fremden, dunklen Ort übernachten musste, ohne dass wir ihr erklären konnten, warum. Sie wusste ja nicht einmal, dass wir wiederkommen würden. Vielleicht war es für sie ein Abschied für immer? Sie hatte schon einmal alles verloren, was sie gekannt und geliebt hatte. Jetzt verlor sie es erneut.

»Willst du was trinken?«, fragte Kathleen. Sie angelte sich eine Wasserflasche aus dem Türfach, trank ein paar Schlucke und hielt sie mir dann hin.

Das Wasser war eiskalt, wahrscheinlich hatte es über Nacht im Auto gestanden, und ich versuchte, es so zu trinken, dass es möglichst wenig meine Zähne berührte. Nachdem ich Kathleen die Flasche zurückgegeben hatte, rieb ich meine Hände aneinander, um sie zu wärmen, und für einen kurzen Moment spürte ich einen kleinen schwarzen Taubenschnabel zwischen Daumen und Zeigefinger.

Sie kannte uns, sie hatte sich an uns gewöhnt, und jetzt ließen wir sie einfach allein.

12

Während der Trauerrede schaute ich abwechselnd auf meine Füße und aus dem Fenster.

»Als Kind spielte er auf Trümmerhaufen … begann Egon seine Lehre als Maler und Lackierer und arbeitete fortan als …«, sagte der Pfarrer. »Als er seine spätere Frau Martha kennenlernte, wusste er sofort, dass er … Sein Lieblingstier waren Tauben. Man kommt nicht umhin, auch an die Taube als Symbol des Friedens zu denken und wie es … setzte sich zeit seines Lebens für die ein, die am Rande der Gesellschaft standen …«

Mich erreichten nur einzelne Satzteile. Das Licht fiel bunt durch die Kirchenfenster, ich achtete nicht darauf, welches Gesamtbild sie ergaben – ob sie Jesus darstellten oder Maria oder Heilige, die ich nicht kannte –, ich beobachtete einfach nur, wie sich das Licht in ihnen brach, als wäre ich gerade im Fluss, ich schaute nur auf das Licht.

Neben mir hielt mir Kathleen ihr Handy dicht vor das Gesicht, notdürftig verborgen von der Sitzbank vor uns. Sie wollte mir das Meme eines Nasenbären zeigen, der versuchte, einen letzten Rest aus einer Colaflasche zu rüsseln; ich glaube, sie wollte mich aufheitern. »Lustig«, sagte ich, dann reichte ich das Handy an Jakob weiter, er sagte: »Süß.« Mir fiel auf, dass er einen etwas starren Gesichtsausdruck hatte.

Es roch nach alten Kirchenbänken aus Holz, und ab und zu wehte der Geruch von Blumen zu uns herüber.

Egon war sehr gläubig gewesen. In seinem Wohnzimmer hing

ein Holzkreuz, das er selbst geschnitzt hatte, als er jung gewesen war, und manchmal hatte er Bibelsprüche zitiert. Sein Lieblingsspruch war: *Der Herr ist mein Hirte, mir wird nichts mangeln.* Auch *Ein Jegliches hat seine Zeit, und alles Vorhaben unter dem Himmel hat seine Stunde* zitierte er oft. Manchmal wusste ich nicht, ob er die Bibelstellen mir gegenüber erwähnte, damit ich darüber nachdachte, oder für sich selbst, weil er sie wichtig fand.

Wenn ich ebenfalls gläubig wäre, überlegte ich, *wäre ich Egon dann jetzt näher?* Egon hatte immer gesagt, am Ende habe jeder Mensch eine ganz persönliche Beziehung zu Gott, es sei wie bei anderen Beziehungen auch.

Danach standen alle am Grab und warfen nacheinander Blumen und Erde auf den Sarg. In mir sperrte sich alles, als ich daran dachte, dass Egon jetzt da unten liegen sollte. *Da liegt er nicht,* dachte ich, aber in meinen Augen sammelten sich trotzdem Tränen, und ich stellte mir vor, wie Zausel mit hundert Stundenkilometern über uns hinwegflog und alles von oben sah, er war so weit oben, dass man ihn kaum noch wahrnehmen konnte, unter ihm diese kleinen städtischen Strukturen, Kirchen, Gräber, Straßen, Häuser, Autos, über ihm alles blau. Zausel war alles scheißegal. Der Gegenwind glitt an seinen Federn ab, seine Beine waren nach hinten geklappt, er bot keinen Widerstand in der Luft, er konnte sich alles leisten.

»Willst du nicht vorgehen?«, fragte meine Mutter. Sie hatte einen kleinen Strauß Margeriten für mich mitgebracht, den ich auf das Grab werfen konnte. »Um dich zu verabschieden?«

»Ich kann mich sowieso nicht verabschieden«, sagte ich wider Willen, und genauso wider Willen erzählte ich von dem Brief, den ich an Egon schreiben wollte, so viele Stunden ohne Resultat, mir fehlten einfach komplett die Worte.

Meine Mutter nickte, aber Kathleen gab mir einen kleinen Stups und sagte: »Los, jetzt geh schon«, und ich sagte: »Hör auf, mich zu nerven, es ist doch egal, was ich mache, er ist doch schon gestorben, jetzt spielt es doch auch keine Rolle mehr!«

Ich stellte mich demonstrativ ganz hinten hin und sah den anderen zu, aber ich achtete nur auf einzelne Teile, auf Hände, Ärmel und Schnürsenkel, ich dekonstruierte die Situation, damit sie mir weniger real erschien. Mein Kopf war leer, es fühlte sich an, als müsste ich mühsam schauspielern, ein Mensch zu sein. Ich steckte die Hand in meine Hosentasche, drückte sie gegen meinen Schlüsselbund. Plötzlich spürte ich Jakobs Hand auf meiner Schulter, sie war warm und schwer und fühlte sich insgesamt einfach zu real an, als dass ich es in diesem Moment hätte ertragen können.

»Lass mich!«, fauchte ich. Er nahm die Hand weg und sagte mit sehr kontrollierter Stimme, dass er mal kurz um den Block gehen würde. Seine Worte erreichten mich allerdings erst ein paar Sekunden später, da sah ich seine Silhouette schon nur noch von hinten und rannte ihm einfach nach, mir war scheißegal, was die anderen in dem Moment dachten oder später sagen würden. (»Na, was willst du später mal machen?«, »Wie läuft das Studium?«, »Und dann ist sie einfach weggerannt!«, »Und wie ihre Haare aussehen!«, »Sie hält sich wirklich eine Taube in der Wohnung?«.)

Jakob drehte sich um, als er meine Schritte hörte, aber dann ging er einfach weiter. Als wir zu einer Brücke kamen, die über eine vierspurige Straße führte, hielt er inne und schaute nach unten, wo sich die Autos wie ein stetig dahinfließender Fluss vorbeibewegten. Ich blieb neben ihm stehen, er legte eine Hand auf das Geländer, sodass nur noch wenige Zentimeter zwischen seiner Hand und meiner waren. Die Sekunden verlangsamten sich.

»Jakob?«, fragte ich. Er antwortete nicht.

»Es tut mir leid, okay?«, sagte ich. »Ich stehe gerade ein bisschen neben mir.«

Keine Reaktion. Ich konnte nicht mal mehr sehen, ob er noch atmete. Unter uns blitzten die Autos in der Sonne, und als der

Wind drehte, wurden ein paar Abgase zu uns hochgeweht. Ein Teil von mir wollte ihm erzählen, dass ich mich in Gedanken schon einmal hinuntergestürzt hatte, aber ein anderer Teil wollte es nicht erzählen, und ein dritter Teil fürchtete, dass Jakob mit dem gleichen Gedanken spielte.

»Hallo, lebst du noch?«, fragte ich. Immer noch keine Antwort. Ich versuchte, mich auf das Rauschen des Verkehrs zu konzentrieren, aber alles, was ich wahrnahm, war, wie sich sein Körper im Verhältnis zu meinem positioniert hatte.

Irgendwann legte ich eine Hand auf seine Brust, dann an seinen Hals.

Jetzt bewegte er sich leicht. »Willst du schauen, ob ich noch einen Herzschlag habe?«, fragte er.

»Es war nur mein normaler Lebendigkeits-Check«, sagte ich. »Es ist wichtig, ab und zu zu überprüfen, ob das Gegenüber noch lebt.«

»Manchmal machst du mich einfach fertig, Romy«, sagte Jakob, und ich sagte: »Ich mich auch.«

Ich löste die Hand wieder von seiner Brust. Erst jetzt fiel mir auf, dass meine Berührung möglicherweise als nicht mehr rein freundschaftlich interpretiert werden konnte. Aber da war es schon zu spät. Schließlich löste Jakob sich vom Geländer, er hatte nun einen anderen Gesichtsausdruck, als hätte er über etwas nachgedacht und wäre zu einem bestimmten Schluss gekommen.

»Ich musste vorhin, als du meine Hand weggeschlagen hast, an meinen Vater denken, es war wirklich, als würde er neben mir stehen, total gruselig«, sagte er.

Ich sagte nicht, dass ich diese Zeitenvermischung auch kannte. Ich fragte auch nicht, warum er an seinen Vater dachte, wenn ihm jemand die Hand wegschlug.

Ich war in diesen Moment nur entsetzt, dass ich ihn an seinen Vater erinnerte, was war da nur schiefgelaufen?

Jakob ließ sich auf den Asphalt sinken. Seine Beine steckte

er durch das Brückengeländer, mit den Händen hielt er sich daran fest. Ich tat es ihm gleich, meine Beine baumelten über dem Nichts, erst weit unter uns kam die Straße. Meine Hände stützte ich nach hinten auf, kleine Steine drückten sich in meine Haut, der Boden war kühl, und es fühlte sich an, als hätte ich nun endgültig die Kontrolle über mein Leben verloren.

»Er war einfach so genervt davon, dass ich plötzlich alles für ihn erledigen musste«, sagte Jakob, und dann erzählte er vom Unfall, der seinen Vater für ein paar Monate außer Gefecht gesetzt hatte. Währenddessen fuhr er mit dem Finger über die Narbe an seinem Unterarm, und aus irgendeinem Grund stellten sich mir die Haare am Nacken auf, als würde ich die spannende Haut über der längst verheilten Wunde selbst spüren. Er war neunzehn gewesen, sein Vater hatte ihn mit dem Auto vom Fußballtraining abgeholt. Ein nebeliger Abend im November, dann plötzlich: Blitzeis. Sie waren von der Straße abgekommen, Baumstämme im Scheinwerferlicht des Autos, knackendes Holz, schließlich Stille und Qualm, der sich langsam um sie herum ausbreitete. Die Hüfte von Jakobs Vater war mehrfach gebrochen gewesen, und in den Monaten nach dem Unfall hatte Jakob ihm bei allem geholfen: Haushalt, Essen kochen, Wäsche waschen.

»Manchmal war er richtig wütend, dass er selbst so wenig machen konnte«, sagte Jakob. »Dann hat er meine Hand weggeschlagen, wenn ich seinen Rollstuhl schieben wollte, als wäre alles meine Schuld. Das war eigentlich das Schlimmste für mich.«

Er schwieg, und ich konnte alle Tätigkeiten, die er gerade aufgezählt hatte, in seinen Augen vorbeigleiten sehen, ich sah jemanden, der etwas Krasses erlebt und versucht hatte, es in eine abschließbare Schublade zu packen. Diesen Eindruck hatte ich zumindest.

»Fühlst du dich schuldig?«, fragte ich.

»Mein Vater war nicht mal angeschnallt, dafür kann ich wirklich nichts«, sagte er, aber die Art, wie er es sagte, verriet mir, dass er sich trotzdem schuldig fühlte. Ich fragte mich, wie ihn die Erfahrung mit seinem Vater geprägt hatte. Vielleicht war es ihm dadurch wichtiger, Verantwortung zu übernehmen, überlegte ich. Oder vielleicht hätte er sich selbst jemanden gewünscht, der ihn unterstützte, aber es war keiner da gewesen?

»Was, glaubst du, hat diese Erfahrung mit dir gemacht?«, fragte ich, und er sagte sofort: »Ich glaube, mir ist mehr bewusst, dass alles fragil sein kann. Dass Menschen fragil sein können, wenn du verstehst, was ich meine?«

Ich blickte auf seinen Arm mit der Narbe und nickte.

»Stammt die Narbe auch vom Unfall?«, fragte ich, er nickte, dann sagte er: »Ach, oder habe ich deine Frage gerade richtig verstanden? Meinst du, dass ich durch den Unfall ein Helfersyndrom entwickelt habe?«

Meine Handflächen wurden sofort schwitzig. »Ich habe nicht deshalb gefragt!«, sagte ich, aber offensichtlich klang es so defensiv, dass er es falsch verstand.

»Lola macht mich krank«, sagte er.

»Ich habe wirklich nicht –«, setzte ich an.

»Schau mich mal an, Romy«, sagte er. »Ich verbringe Zeit mit Menschen, die ich mag.«

»Okay.«

»Manche Dinge sind kompliziert, aber andere Dinge sind einfach. Mit dir ist es einfach. Ich verbringe einfach gern Zeit mit dir, ich mag deine Ausstrahlung.«

»Okay.«

»Du weißt doch selbst, dass Lola eine Bitch ist. Du darfst nicht zu sehr auf sie hören.«

»Ich weiß«, sagte ich.

»Aber … wir dürfen auch nicht nur schlecht über sie reden. Sie hat natürlich auch ihre guten Seiten«, sagte Jakob.

»Ja, sie ist reich«, sagte ich. Er fing an zu lachen, und ich stimmte mit ein.

Über den Autodächern flimmerte die Luft, und auf Jakobs Stirn sah ich einige papierdünne Falten. Eine Wimper hing ihm am äußersten Rand seines Augenlids.

»Du hast da was«, sagte ich und bewegte vorsichtig meine Hand an sein Gesicht. Er hielt ganz still und schloss die Augen und ich konnte ihn so lange ansehen, wie ich wollte.

»Kannst du nicht einfach hierbleiben?«, hörte ich mich plötzlich fragen. Sofort verwünschte ich mich dafür.

Er öffnete die Augen, und ich konnte sehen, wie seine Pupillen sich verkleinerten. Schließlich öffnete er den Mund und sagte etwas, das vom Autorauschen verschluckt wurde, ich konnte nur »lange geplant« und »darauf gefreut« und »Chance« heraushören. Es war mir so peinlich, dass er wirklich das Gefühl hatte, seinen Auslandsaufenthalt vor mir rechtfertigen zu müssen, wie war ich denn drauf?

»Vergiss, was ich gerade gesagt habe«, sagte ich schnell. »Du musst dein Leben leben. Ich lebe meins. Alles gut. Ich bin einfach nur durcheinander.« Ich wollte ihn auf keinen Fall davon abhalten, etwas zu machen, was ihm wichtig war. Die Art von Person wollte ich nicht sein.

Wir gingen zurück, vom Friedhof her wehte ein kühler Wind, aber als wir durch das Tor gingen, hörte der Wind auf, und die Luft blieb warm und dicht stehen. Die Sonne schien immer noch so heiß, als würde mich eine warme Hand anfassen. *Seit Milliarden von Jahren dieselbe Sonne*, dachte ich wie in einer Art Loop. *Wie krass.*

Am Grab war niemand mehr.

»Wo sind denn alle hin?«, fragte ich.

»Leichenschmaus vielleicht?«, schlug Jakob vor.

Ich sagte: »Was für ein Scheißwort«, und Jakob sagte, das habe er auch schon immer gedacht. Überhaupt das Wort: *Schmaus.* Es klinge so, als verspeise man seine Verwandtschaft.

»Geschmacklos«, sagte ich.

»Geschmackloser Leichenschmaus«, spann Jakob den Gedanken weiter. Es klang wie ein Zungenbrecher, und wir mussten beide lachen.

»Glaubst du eigentlich daran, dass wir nach dem Tod irgendwie weiterleben?«, fragte ich. Ich fragte es einfach so, ohne großen Übergang, wirklich so: »Übrigens, glaubst du eigentlich an ein Leben nach dem Tod?«

Jakob sah erschreckt auf. Ich glaube, er hatte Angst, er könnte auf meine Frage etwas Falsches antworten, als wäre es ein Test.

»Ich komme zu keinem Schluss«, sagte er schließlich. »Manchmal denke ich, es kann eigentlich nicht sein, dass wir nur dieses eine kleine Leben haben. An anderen Tagen frage ich mich, wie das mit dem Weiterleben überhaupt gehen soll. Es gibt halt keinen Beweis dafür.«

»Aber wie soll man so was denn überhaupt beweisen? Wenn man zum Beispiel in einer anderen Dimension weiterlebt?«

»Aber *was ist*, wenn Elon Musk plötzlich kommt?«, feixte Jakob, dann sah er meinen Gesichtsausdruck und sagte: »Entschuldigung.«

»Ich finde den Gedanken schön«, sagte ich. »Ich will, dass Egon jetzt irgendwo herumwandert oder herumliegt und Tauben füttert.«

»Er füttert ganz bestimmt Tauben«, sagte Jakob, als würde er ein kleines Kind beruhigen.

Der Leichenschmaus fand in einer benachbarten Gastwirtschaft statt, es gab Apfelkuchen, Kaffee und belegte Brötchen mit Käse, Leberwurst und Aufschnitt, die garniert waren mit kleinen Frischkäseklecksen, Kresse und Tomaten- und Gurkenstücken. Ich dachte an Restaurant Romy. Restaurant Romy hatte sich immer so viel Mühe gegeben. Aber ich fragte mich, ob Restaurant Romy am Ende gescheitert war.

Jakob kam mit zwei Salamibroten wieder und hielt mir eines davon hin. Ich schüttelte den Kopf. Gläserklirren, Gabelkratzen, Stimmengewirr, dieser Geruch nach Leberwurst, Käse und Kaffee; mit einem Mal stand ich wieder mit Egon vor der kleinen Bäckerei in seiner Straße.

»Bitte, Egon, komm einfach mit«, sage ich und versuche, ihn durch die Tür zu schieben, aber er hält mit aller Kraft, die er noch hat, dagegen.

»Ich habe in meinem Leben schon genügend Kuchen gegessen«, ruft er. Die Wolle seines Pullovers kratzt unter meinen Händen, ich drücke weiter seinen Rücken in Richtung Tür. Drinnen erstrahlt Gebäck in warmem Licht, und an den Tischen sitzen schon ein paar Senior:innen.

»Egon«, sage ich streng.

»Ja?«

»Ich möchte mit dir in dieses Café gehen. Bitte tu es mir zuliebe, okay?«

Sofort hört er auf, Gegenwehr zu leisten, und sieht mir direkt ins Gesicht.

»Ach so«, sagt er dann. »Du möchtest dahin? Okay, gut.« Er öffnet nun selbst die Tür, hält sie mir auf, und wir gehen hinein. Wenige Minuten später sitzt er zwischen den anderen Senior:innen, erzählt seiner Sitznachbarin Anekdoten über strenge Winter in seiner Kindheit und knufft sie ab und zu in die Seite, wenn er findet, dass er etwas besonders Interessantes berichtet. Vor ihm steht ein Stück Eierlikörtorte, das er kaum anrührt und von dem ich ein Foto mache, weil es auf seine eigene cremige Weise perfekt aussieht und man dahinter Egons Gesicht erkennen kann.

Es ist das erste und einzige Mal, dass ich es geschafft habe, ihn zu einem Café-Besuch zu überreden. Meine Mutter meint, er würde unter Survivor's guilt leiden, auch wenn Egon noch nie von diesem Konzept gehört hat und nicht einmal gewusst hätte, wie er den Be-

griff hätte aussprechen sollen. Seit dem Tod von Martha könne er sich nichts mehr gönnen, sagt sie, und natürlich gönnt er sich eigentlich auch diesen Café-Besuch nicht. Wir sind nur hier, weil er mir einen Gefallen tun will.

Später lassen wir uns den Rest der Eierlikörtorte einpacken, und Egon trägt sie vorsichtig nach Hause. Beim nächsten Füttern wird er Zausel im Detail davon berichten, wie es im Café war, und Zausel wird ihm schnell die Körner von der Hand picken und Egon zwischendurch intensiv in die Augen schauen, und Egon wird das Gefühl haben, dass ihm Zausel sehr gut zuhört und sich für alles interessiert, was er sagt.

»Ihhh«, sagte Kathleen und schob meine Hand von der Kaffeetasse weg. »Du hast gerade dein Salamibrot in den Kaffee getunkt!«

»Upsi«, sagte ich, ich hatte es nicht einmal bemerkt.

»Sollen wir kurz rausgehen?«, fragte Kathleen.

Ich nickte und wandte mich zu Jakob, der gerade ein Stück Gurke von seinem Brot aß. »Wir sind gleich wieder da, ja?«

Kathleen und ich setzten uns auf eine Bank an einer Bushaltestelle. Langsam hatte ich das Gefühl, wieder zu mir zu kommen.

»Gut, dass wir draußen sind«, sagte Kathleen. »Ich brauche auch eine kurze Pause von dem Ganzen. Mich haben schon drei ältere Damen gefragt, was ich studiere und was ich später beruflich machen will!«

»Haha«, sagte ich und nach einer längeren Pause: »Ich finde es verkehrt.«

»Was findest du verkehrt?«

»Alles? Irgendwie ist doch alles scheiße geregelt.«

»Du meinst, dass wir alle irgendwann sterben werden?«, fragte Kathleen.

»Jup«, sagte ich. »Und diese ganzen Rituale.« Mit einem Mal war ich wütend. »Warum wirft man Erde auf das Grab? Warum?«

»Um Abschied zu nehmen?«, schlug Kathleen vor.

»Ich werfe dir das nächste Mal auch Erde ins Gesicht, wenn ich mich verabschieden will!«, sagte ich wütend.

»Ich fand diese Rituale eigentlich immer ganz gut. Wenigstens sind sie schnell vorbei. Nur dass man danach noch ewig irgendwo rumsitzt und belegte Brote isst, macht mich fertig.«

»Danke, dass du trotzdem mitgekommen bist«, sagte ich.

»Gern.« Kathleen lächelte. »Bei so was braucht man Verstärkung. Ich weiß das genau. Bei der Beerdigung meiner Oma war zum Glück meine Schwester dabei, sonst wäre ich durchgedreht.«

Jakob trat aus der Tür der Gastwirtschaft, sah sich suchend um und kam dann zu uns. *Es ist so schwer, etwas loszulassen, was man liebt,* dachte ich. Am Horizont türmten sich mittlerweile weiße und dunkelgraue Wolken auf, sie schoben sich vor die Sonne; der Wind wehte immer stärker.

Kathleen sagte: »Wir müssen hier weg«, und Jakob sagte: »Wir müssen so was von weg«, und ich dachte an Egon.

Ich wollte ihn nicht loslassen, jedenfalls nicht, indem ich ihm Blumen oder Erde ins Gesicht warf. Aber vielleicht war das nicht die ganze Wahrheit. Vielleicht führte mir dieser Brauch auch nur zu stark vor Augen, dass ich mich eben nicht verabschiedet hatte, dass ich nicht loslassen konnte, es wirkte wie Hohn auf mich: Ich warf eine Schaufel Erde irgendwohin, weil es alle anderen taten, und danach fühlte ich mich genauso schrecklich wie davor.

Es war schon dunkel, als wir in der Wohnung meiner Mutter ankamen. Sie war sehr modern eingerichtet, minimalistisches skandinavisches Design, viele Orange-, Braun und Pinktöne. Ich fand sie schön, aber ich fühlte mich dort nicht zuhause. Es roch nach getrockneten Blumen, und meine Mutter sagte: »Ich habe euch das Gästezimmer vorbereitet, eine Person kann auf die Couch im Wohnzimmer. Ihr teilt euch das untereinander auf, ja?«

»Ich schlafe auf der Couch«, sagte Kathleen sofort. »Aber«, setzten Jakob und ich gleichzeitig an, doch Kathleen sagte nur: »Meldet euch, wenn es ein Problem gibt, ja?«, dann schob sie uns mit sanftem Nachdruck ins Zimmer und schloss die Tür hinter uns. Jakob stellte sein Gepäck neben dem Bett ab und verschränkte die Arme. Die Luft war drückend, und draußen erhellten schon die ersten Blitze den Himmel. Als ich zum Fenster ging und es öffnete, fuhr sofort ein Windstoß ins Zimmer, er roch nach Regen und der Schärfe von Brennnesseln, und mit einem Mal musste ich wieder daran denken, wie mich der Ast im Fluss plötzlich gestoppt hatte, wie ich danach mit blutenden Beinen neben Brennnesseln auf der Erde gesessen hatte und überwältigt gewesen war, dass ich trotz allem weiterleben konnte.

Jakob zog die Schuhe aus und legte sich ins Bett, ich setzte mich auf den äußersten Rand der Matratze, und der Wind wehte um uns herum und trug den Duft von Jakobs Haaren an meine Nase. Ich wollte niemanden mehr neben mir liegen haben als ihn, nicht einmal Kathleen. Ich wollte ihn jetzt hier haben, egal, was in Zukunft mit uns sein würde. Das war der Moment, in dem ich den Entschluss fasste.

»Soll ich Kathleen sagen, dass ich auf der Couch schlafe und sie hier bei dir im Zimmer?«, fragte er.

»Jakob«, sagte ich. »Ich habe dir doch mal gesagt, dass sich das mit uns nicht ›lohnt‹.«

»Ja?«

»Es tut mir wirklich leid, und ich möchte es hiermit offiziell zurücknehmen.«

Er blieb genauso liegen wie davor auch, das Gesicht Richtung Decke gedreht, die Arme neben dem Körper. Sein Brustkorb hob und senkte sich, und ich stellte mir vor, wie sein Atem durch seine Nasenlöcher in Richtung Lippen glitt.

»Es klang so richtig herzlos von mir«, sagte ich. »Dass es sich nicht ›lohnen‹ würde. Aber ich habe es nicht so gemeint. Ich meinte nur, dass ich dich nicht zu sehr mögen will, weil du dann sowieso nicht mehr da bist.«

»Okay?«

»Aber dann habe ich festgestellt, dass ich dich so oder so total mag, also ist das auch schon egal«, fuhr ich fort.

Jetzt bewegte er sich doch. Er legte die Hände auf seine Augen wie jemand, der gerade etwas gehört hatte, das ihn unangenehm berührte. Aber dann nahm er die Hände wieder weg und drehte sich zu mir um. »Das war das Romantischste, was jemals jemand zu mir gesagt hat. Dass es auch schon egal ist. Haha.«

»Aber ich wollte damit sagen, dass ich weniger Abschiedsschmerz haben möchte.«

»Glaubst du, ich möchte nicht weniger Abschiedsschmerz haben?«, sagte er. »Aber ich weiß, dass das sowieso nicht geht.«

Draußen begann Regen zu fallen, erst ganz leise, dann immer lauter, und erneut kitzelte die Schärfe von Brennnesseln in meiner Nase. Ich überlegte, was Jakob genau gemeint haben könnte: dass es manchmal nicht möglich war, Schmerz zu verhindern? Dass man sich dem Risiko, verletzt zu werden, immer aussetzte, wenn man jemanden in sein Herz ließ? Dass man mutig sein musste, um zu lieben?

Plötzlich sah ich Egons Gesicht vor mir, wie er sagte: »Die Leute, die dich am glücklichsten machen, können dich auch am unglücklichsten machen.«

Man muss durch den Schmerz hindurchgehen, dachte ich, während der Wind über meine Stirn fuhr, als wollte er bei mir Temperatur messen, und plötzlich fühlte ich mich wieder so, als wäre ich gerade dem Ast im Fluss entkommen, als gäbe es jetzt nur noch eine Möglichkeit: die nach vorn.

Ich beugte mich zu Jakob hinunter und küsste ihn. Er schmeckte fremd und vertraut zugleich, und seine Lippen waren etwas, was ich erkunden wollte, um es besser kennenzulernen wie eine fremde Gegend. Kurz kam es mir vor, als wären wir beide komplett aus der Zeit herausgelöst worden, wie zwei Figuren, die aus einem Blatt Papier ausgestanzt worden waren. Es hätte jedes mögliche Jahr sein können, es hätte alles Mögliche passiert oder noch nicht passiert sein können, und es hätte sich immer genau gleich angefühlt. Das gab mir so viel Hoffnung, dass nicht alles von der Zeit mitgerissen wurde.

Als meine Mutter an die Zimmertür klopfte, schraken wir beide zusammen. Schnell rollte ich mich wieder auf meine Bettseite, strich meine Haare glatt und rief: »Ja?«

»Wollt ihr noch was trinken?«, fragte sie, aber bevor einer von uns antworten konnte, stellte sie ein Tablett mit Mineralwasserflaschen, Apfelschorle und Gläsern auf den Nachttisch und ging sofort wieder, aber ich sah trotzdem, wie verweint ihre Augen waren.

»Komisch, ich hätte irgendwie nicht gedacht, dass sie ihn so vermisst«, sagte ich, als sie die Tür wieder hinter sich geschlossen hatte.

»Und wie ist es bei dir? Vermisst du ihn sehr?«

»Total. Und ich weiß einfach nicht, wie ich damit aufhören soll. Ich muss es irgendwie schaffen, schneller zu Ende zu trauern, so, wie es jetzt ist, ist es richtig scheiße.«

»Schneller zu Ende zu trauern?«, fragte er. »Haha! Das hast du doch von Kathleen!«

»Hab ich nicht«, log ich.

Er sagte, er glaube nicht, dass man irgendwann richtig fertig getrauert habe, es könne einen auch einfach in die Zeit zurückwerfen, ganz plötzlich, so wie ihn vorhin. Der Gedanke sei so absurd, sagte er, es sei, als würde man fragen: *Und, wann hast du zu Ende gedacht? Wann hast du zu Ende gelacht in deinem Leben? Reicht es jetzt?* Er glaube, dass es einfach ein menschlicher Zustand sei, eine menschliche Verhaltensweise, eine menschliche Emotion, manchmal sei es da und manchmal nicht.

»Woher weißt du das?«, fragte ich misstrauisch.

»Das hat mir Lola mal so erklärt«, sagte er. »Hat wohl irgendjemand in ihrer Selbsthilfegruppe mal gesagt.«

Ich setzte mich auf. »Lola ist in einer Selbsthilfegruppe?«

»Wusstest du das nicht?«, fragte er überrascht. »Es ist so eine Trauerselbsthilfegruppe. Sie war da wegen ihrem Hund.«

»Wegen ihrem Hund?«

»Es war so ein kleiner wuscheliger weißer Hund, und sie hat immer gesagt, er wäre ihr einziger Freund gewesen«, sagte Jakob, und ich sah echtes Mitgefühl auf seinem Gesicht herumwandern. »Sie hat ihn wohl bekommen, als ihre Eltern sich haben scheiden lassen, aber ein paar Jahre später ist er gestorben.«

Er legte seine Hand auf meine. Seine Haut war warm, er begann mit den Fingerspitzen leicht über meinen Handrücken zu streichen, ganz leicht. Ich konnte die Umrisse seines Körpers spüren, obwohl wir uns nur an dieser kleinen Stelle Haut berührten. *Wenn Lola in eine Selbsthilfegruppe geht, muss das ja irgendwie auch funktionieren, sonst würde sie es nicht machen,* dachte ich schläfrig.

»Vielleicht gehe ich auch mal in so eine Gruppe«, sagte ich. »Dann würde ich aber gleich über alles sprechen, nicht nur über Trauer.«

»Was meinst du mit ›alles‹?«

»Zum Beispiel Einsamkeit. Oder den Klimawandel.«

Er fragte nicht, wie beides für mich mit Trauer zusammenhing.

»Weil sich gerade so vieles verändert, und ich fühle mich einfach so allein damit.«

Er fuhr mit den Fingerspitzen über meinen Unterarm. Sie waren warm und ein kleines bisschen feucht, sodass ich eine leichte Reibung spürte.

»Und über den Rechtsruck und Kriege würde ich auch reden«, sagte ich. »Ich hasse es so sehr.«

»Jup«, sagte Jakob. »Auf jeden Fall auch ein Grund für Trauer.«

Seine Finger beschrieben gerade kleine Kreise auf meiner Armbeuge; da, wo Ärzte einem Blut abnahmen.

»Und darüber, wie viele Scheißdinge produziert werden, die niemand braucht. Ich will einfach nur mein Klima zurück!«

Seine Fingerspitzen befanden sich nun in der Kuhle unter meinem Schlüsselbein, bewegten sich dann aber Richtung Hals weiter.

»Dein Klima?«

»Ja, natürlich, mein verdammtes Klima«, sagte ich gereizt, mit Betonung auf »mein«. In meiner Kindheit hatte es jeden Winter geschneit, oder zumindest in meiner Erinnerung daran, und wenn es im Juli oder August mal achtundzwanzig Grad hatte, waren wir außer uns gewesen vor Freude. Oder zumindest freuten wir uns in meiner Erinnerung. In Egons Jugend hatten sie noch regelmäßig einen Meter Schnee wegschippen müssen, das hatte er mir oft erzählt.

Dann schloss ich die Augen. Jakobs Finger hatten meinen Hals erklommen und lagen nun erwartungsvoll auf meiner Wange; fünf Sender, die schwache Stromimpulse aussendeten. Meine Finger verflochten sich mit denen seiner anderen Hand, die Wärme übertrug sich auf meinen ganzen Körper, und ich legte meinen Kopf an seinen Hals. Mir fiel auf, dass ich gar nicht so sehr durchgedreht war heute, wie ich befürchtet hatte. Ich war nicht einfach geflohen, ich hatte mich nicht von außen gesehen, ich hatte mich gar nicht in Gedanken irgendwo runtergestürzt.

Voll gut, Romy, sagte ich mir. *Top. Weiter so.*

Nun legte Jakob die Hand auf diese eine Stelle an meinem Rücken, sie gab eine Art Energie ab, und ich fühlte mich sofort wichtig und heilig und wurde plötzlich ganz dankbar für alles. Für Kathleen und Jakob. Ein bisschen auch für meine Mutter. Sie hatte das Gästezimmer für uns vorbereitet, das Bett frisch bezogen und Getränke gebracht. *Sie hat das alles einfach so für mich gemacht,* dachte ich, *einfach so.* Für die Taube, die überlebt hatte, sie hätte ja auch sterben können, viele Tauben starben an PMV. Aber sie hatte nicht aufgegeben, obwohl sie so lange nicht hatte fliegen und nicht hatte fressen können. Sie hatte immer weitergemacht.

Der Regen wurde stärker, aber nicht viel, nur ein bisschen. Ich wollte noch näher an Jakob heranrücken, so nah, dass kein Abstand mehr zwischen uns war, so nah, dass ich nicht mehr wusste, wo sein Körper anfing und meiner endete, aber ich wusste, dass es der falsche Moment war, es war einfach nicht die richtige Zeit. Ich blieb liegen und bewegte mich nicht. In mir war es ganz still, und draußen prasselten die Regentropfen sachte und gleichmäßig weiter, wie Millionen Fingerspitzen, die leise gegen das Glas tippten.

Später in der Nacht wurde ich von einem Geräusch wach, das ich so noch nie gehört hatte. Es klang wie das Herunterfallen eines Messers, aber melodischer; als würde das Messer aus großer Höhe auf ein Xylophon fallen. Mit klopfendem Herzen stand ich auf und ging in die Küche.

Dort brannte Licht. Kathleen saß auf der Eckbank, hatte die Beine überkreuzt und kratzte mit einem Messer Marmelade auf ein Toastbrot. Aus dem Toaster stieg der Geruch von geröstetem Brot, und neben ihr lag ihr Handy. Als sie mich sah, drehte sie es schnell um, um das Display zu verbergen.

»Schaust du irgendwas Kriminelles?«, fragte ich scherzhaft, und da zeigte mir Kathleen, was sie sich ansah: eine Doku über eine japanische Bäckerei, die detailliert erklärte, wie man frittierte Teigbällchen mit einer fluffigen Sahnefüllung herstellte.

Sie verzog das Gesicht. »Ich weiß, es ist ein neuer Tiefpunkt meines Medienkonsums«, sagte sie. »Aber es ist so beruhigend. Die ganzen Nachrichten sind so scheiße gerade, ich brauche einfach was Beruhigendes.« Gebannt starrte sie auf ihr Handy, wo gerade Mehl auf eine Arbeitsfläche gegeben und dann Teig zu gleichmäßigen Kugeln gerollt wurde.

Jetzt verstand ich, woher das merkwürdige Geräusch stammte, das ich gehört hatte: In einer Schüssel neben dem japanischen Bäcker wurde Teig gerührt; das Rührelement schlug rhythmisch gegen die Schüssel.

»Wann kommt die Sahnefüllung dran?«, fragte ich. Die interessierte mich am meisten.

»Jetzt werden die Kugeln frittiert. Erst danach wird die Sahne reingespritzt«, sagte Kathleen. Ihr Blick war immer noch auf den Bildschirm gerichtet. Dort wurde die Sahne nun in Spritzbeutel aufgezogen und langsam in die inzwischen fertig frittierten Teigbällchen injiziert.

»Wow!«, sagte Kathleen. Sie klang zutiefst befriedigt. »Einfach mal runde Teigbällchen mit Sahne füllen! Einfach mal was machen, was nur beruhigend ist. Einfach nur beruhigend.«

»Kathleen«, sagte ich. »Warum sitzt du hier mitten in der Nacht und schaust dir Backvideos an?«

Jetzt sah sie mich zum ersten Mal richtig an. »Ich kann nicht schlafen, was soll ich sonst machen?« Ihr Blick sagte: Keine Chance auf Schlaf, YouTube ist meine einzige Rettung. »Es sieht *so gut* aus!«, fuhr sie dann fort. »Wieso hat Restaurant Romy so was nie gebacken?«

Meine Mutter kam in die Küche. Offensichtlich konnte auch sie nicht schlafen. »Soll ich euch einen Tee machen?«

»Gern!«, sagte Kathleen, sie schien sich überhaupt nicht zu wundern, dass ihr jemand anbot, mitten in der Nacht einen Tee für sie zu machen.

Ich aber wunderte mich. Egon war nie wach geworden, wenn ich nachts aufgewacht war, und meine Mutter hatte früher ja immer nur diesen lauwarmen Pfefferminztee gemacht. »Rooibos-Vanille«, sagte ich. Es war eine Art Test.

Kathleen sagte: »Ja, den würde ich auch nehmen.«

Meine Mutter fing an, im Küchenschrank herumzukramen. »Geht auch normaler Rooibos-Tee?«, fragte sie nach einer Weile.

Ich war so überrascht, dass sie mehr als eine Sorte Tee dahatte, dass ich sofort sagte: »Ja, klar! Kein Problem!« Gleichzeitig fragte ich mich, was mit mir nicht stimmte, wie konnte ich mich so darüber freuen, dass sie uns fragte, welchen Tee wir haben wollten?

Als Kathleen auf die Toilette ging, fragte meine Mutter: »Was ist das eigentlich für ein Brief, den du da an Egon schreibst?« Aber sie wartete nicht auf meine Antwort, sondern sagte: »Ich habe das bei Martha übrigens auch so gemacht. Ich wollte ihr noch so viel sagen. Also habe ich einfach alles aufgeschrieben und ihr den Brief auf das Grab gelegt.«

»Ist es dir schwergefallen, ihn zu schreiben?«, fragte ich.

»Nein, wieso?«, fragte meine Mutter zurück. »Ich wusste doch, was ich ihr sagen wollte.«

Ich wusste eigentlich auch, was ich Egon sagen wollte. Trotzdem fehlten mir die Worte.

»Du kannst wirklich jederzeit hierherkommen«, sagte meine Mutter übergangslos. »Du kannst auch hier übernachten, so weit ist sein Grab wirklich nicht weg.«

»Danke«, sagte ich, obwohl ich wusste, dass ich das Angebot sowieso nicht annehmen würde.

»Es tut mir auch wirklich leid, dass dein Vater nicht hier war«, sagte meine Mutter. »Ich habe ihn extra eingeladen, aber er hat natürlich nicht geantwortet.«

»Macht wirklich nichts«, sagte ich, mit Betonung auf »wirklich«.

»Ich habe manchmal Erinnerungsflashbacks«, hörte ich mich dann sagen. »Ist das normal?« Ich wollte einfach gern von einem Erwachsenen hören, dass mit mir alles in Ordnung war. Dabei war ich ja selbst schon erwachsen.

»Was genau meinst du mit Erinnerungsflashbacks?«, fragte meine Mutter, aber genau da kam Kathleen zurück und ich sagte: »Ach nichts, ist egal.«

Bevor sie aus dem Zimmer ging, machte meine Mutter eine schnelle Bewegung auf mich zu und drehte dann unvermittelt wieder ab, als habe sie mich umarmen wollen, sich aber in letzter Sekunde dagegen entschieden.

Der Tee war heiß, als er mir die Kehle hinunterrann, und aus der Tasse stiegen weiße Dampfschwaden in die Luft.

»Was ist das eigentlich mit dir und Jakob?«, fragte Kathleen.

»Ich glaube, wir wissen es beide nicht«, sagte ich. »Aber irgendwie ist es total schön, auch wenn wir nicht genau wissen, was es ist.«

Kathleen nickte und schaute auf die Dampfschwaden des Tees, die sich um unsere Gesichter herum ausbreiteten. »Ich will nur nicht, dass dir auf allen Ebenen das Gleiche passiert.«

»Wie meinst du das?«

»Na ja, Egon ist gestorben, die Taube … ist bald weg … und Jakob dann auch«, sagte Kathleen.

Ich starrte sie an. »Aber du bleibst doch noch, oder?«

Kathleen legte eine Hand auf ihre Brust und sah mich feierlich an. »Ich schwöre, ich bleibe.«

13

Als wir am nächsten Morgen zurückfuhren, hielt ich während der ganzen Fahrt die Hand aus dem Fenster. Der Himmel war hellblau und blendete mich, und ich dachte ununterbrochen an unsere Taube; dass sie mich vielleicht vergessen hatte. Es war mir so wichtig, nicht vergessen zu werden, ich versuchte, es Kathleen und Jakob zu erklären, aber Jakob strich mir nur über die Wange, und Kathleen sagte: »Es ist nur eine Taube, Romy.« Die Sonne blitzte immer wieder durch die Baumgruppen zu uns hindurch, die Autositze vibrierten leicht von der Geschwindigkeit.

Der Käfig stand in Rebeccas Wohnzimmer auf dem Boden, sie hatte also doch nicht das Herz gehabt, die Taube allein im Schuppen zu lassen, und als ich die Hand hineinsteckte, hackte mich die Taube, so fest sie konnte. Mein Herz blieb fast stehen. *Sie hasst mich!*, dachte ich. *Sie weiß nicht mehr, wer ich bin.* In ihren Augen lag blanke Panik.

Trotzdem streichelte ich sie vorsichtig am Hals und am Flügel. Erst da schien sich die Taube zu erinnern und hörte abrupt auf. In ihrem kleinen Gesicht konnte ich deutlich den Gedanken lesen: *Aber das ist doch Romy! Chill!* Sie erlaubte mir sogar, über ihren Schnabel zu fahren.

Später im Auto fraß sie mit gutem Appetit einige der hundert Körner, die in ihrem Käfig umherrollten. Ich glaube, sie merkte, dass wir nach Hause fuhren. Als wir in unsere Straße einbogen, drehte sie sich in Fahrtrichtung und machte den Hals lang.

»Ist doch klar, dass sie es merkt«, sagte Kathleen. »Tauben

haben doch so eine Art eingebautes GPS, da haben wir doch letztens erst drüber geredet.«

Zu Hause reinigte ich den Taubenkäfig, legte neues Zeitungspapier hinein und füllte Körner nach. Die Taube flog schnell einige Runden durchs Zimmer, wahrscheinlich musste sie ihre angesammelte Energie irgendwie loswerden. Schließlich landete sie auf der Tastatur meines Laptops, wo ich gerade ein Textdokument geöffnet hatte.

»Nein!«, rief ich, aber die Taube ging ungerührt einige Schritte hin und her. Es schien ihr Spaß zu machen – jeder Tritt ein klickendes Geräusch, sie durfte nicht in die Zwischenräume zwischen den Tasten gelangen, als sei sie ein Kind, das sich vorgenommen hatte, nur auf die Pflastersteine zu treten, nicht dazwischen. Ich verscheuchte sie und sah dann nach, was sie geschrieben hatte: *ölkjhgfdsa*.

»Na toll!«, sagte ich zu ihr. »Du hättest wenigstens ›Romy‹ schreiben können oder ›Danke‹ oder so was.«

Mittlerweile war die Taube in meinem Bücherregal gelandet und damit beschäftigt, ein Buch zu bekämpfen, das sich eine Regalreihe über ihr befand: *Krieg und Frieden*. Immer wieder pickte sie dagegen, als könnte sich dadurch irgendwann etwas für sie offenbaren, für sie aus den Seiten herausfallen oder als würde das Buch in sich zusammenbrechen und die Taube hätte gesiegt. Sie bekämpfte auch andere Bücher, aber *Krieg und Frieden* war das dickste, möglicherweise fühlte sie sich dadurch in besonderer Weise herausgefordert.

»Nein!«, rief ich wieder, und die Taube hob ab. Vielleicht hatte sie wenigstens verstanden, was Nein bedeutete. Sie flog auf das Fensterbrett, auf den Drucker (»Nein!«), auf den Garderobenständer (»Nein!«), auf die Couch und dann wieder aufs Regal. Nun war sie völlig außer Atem: Ihr Schnabel stand offen, ihr Brustkorb hob und senkte sich schnell; sie war einfach nicht mehr trainiert genug, um längere Zeit zu fliegen.

Ich fing sie ein und setzte sie in den Käfig. »Hier, ein sauberes Zimmer für dich«, sagte ich zu ihr.

Hektisch trippelte sie einmal durch den frisch ausgekleideten Käfig und blieb dann wie vom Donner gerührt vor der Abbildung stehen, die dieses Mal den Zeitungsartikel illustrierte. Erst jetzt fiel mir auf, was ich ihr da hineingelegt hatte: ein Foto von Donald Trump neben Elon Musk.

»Sorry, das war echt keine Absicht!«, sagte ich.

Die Taube starrte ins Leere.

»Leg halt ein paar Körner drauf, okay?«, schlug ich vor. »Ich habe gerade keine andere Zeitung mehr.«

Ein paar Sekunden lang stand die Taube regungslos da, ich streckte die Hand aus, um ihr den Schnabel zu streicheln, aber die Taube war schneller, sie herzte mich zuerst: meinen Finger rauf und wieder runter, immer rauf und runter, bis sie plötzlich, am Käfigboden angekommen, abrupt in der Bewegung innehielt. Ich streichelte sie am Hals, um sie zum Weitermachen zu animieren, aber vergeblich. Verzweifelt pickte die Taube auf Trump herum, erst auf seinen Kopf, schließlich stieß sie mehrmals auf seine Faust. Die Faust schien sie besonders zu stören.

Allerdings musste man dazusagen, dass die Taube, seitdem sie bei uns eingezogen war, am meisten Kontakt mit unseren Händen gehabt hatte, vielleicht erwartete sie sich etwas von dieser fremden Faust, oder sie wollte sie zerstören, so genau konnte man es nicht sagen, manchmal versuchte die Taube auch einfach, etwas zu zerstören, nur, weil sie es konnte. Ich fragte mich, ob die Taube durch uns vielleicht fehlsozialisiert worden war.

Kurz darauf fing die Taube wieder an, mich zu streicheln, und ich vergaß, was ich gerade gedacht hatte. Sie herzte mich so ausführlich wie noch nie zuvor. Auch danach spürte ich den leichten Taubenschnabel noch lange auf meiner Haut: eine behagliche, leicht kitzelnde Berührung, die sich schnell in alle Richtungen ausbreitete, meine Finger hoch und wieder runter und zum nächsten Finger. Die Zwischenräume zwischen meinen Fingern mochte sie besonders gern. Einmal biss sie mich auch leicht, aber nur ganz zart, es war wirklich deutlich zu unterscheiden davon, wenn sie ihre Ruhe haben wollte oder sich bedroht fühlte.

»Schön, dass du wieder da bist«, sagte ich zu ihr, als wäre sie ein geliebter Teil meiner Verwandtschaft, den ich lange nicht mehr gesehen hatte, und in diesem Moment kam Kathleen ins Zimmer. »Kann ich mit Tauben entschnüren kommen?«, fragte sie. »Mich hat die Beerdigung irgendwie runtergezogen, ich brauche jetzt ein bisschen Action.« Dann bemerkte sie, dass meine Hand im Taubenkäfig steckte und von der Taube geherzt wurde, und sofort entfuhr es ihr: »Oh, darf ich auch mal?«

Wir tauschten die Position, und die Taube herzte nun auch Kathleen. Sie war ein sehr demokratisches Tier, jeder bekam genau gleich viel Liebe.

»Sie ist so glücklich, dass sie wieder daheim ist!«, sagte ich.

Aber Kathleen sagte, ich würde die Taube total anthropomorphisieren und mich selbst in den Vogel hineininterpretieren, ich solle die Taube einfach mal Taube sein lassen.

»Ich lasse sie ja wohl Taube sein«, erwiderte ich beleidigt.

»Trotzdem bist du beleidigt, wenn sie nach dir hackt.«

»Hallo?«, rief ich. »Wir haben ihr das Leben gerettet, da kann sie ja wohl ein bisschen dankbar sein!«

»Siehst du?«, sagte Kathleen. »Genau das meine ich.« Dann schwieg sie, ihr Gesichtsausdruck wurde harmonisch und verträumt. »Das ist ja voll die Massage«, sagte sie irgendwann mit halb geschlossenen Augenlidern. »So entspannend. Die Taube könnte hauptberuflich Handreflexzonenmassagen anbieten!«

Wir witzelten darüber, dass wir eigentlich ein paar Tauben anstellen könnten, die für uns Passanten massierten.

Kathleen meinte, vielleicht könnten wir ja mit einer ganzen Armee an Tauben reich werden, ich sagte: »Aber das Problem ist ja, dass die Taube nur Leute herzt, die sie auch kennt.« Das hieß, die Taube war leider nicht für unsere kapitalistische Gesellschaft nutzbar zu machen, sie lebte einfach ihr eigenes kleines Leben weiter, verlor ab und zu ein paar Federn und war lieb zu uns. Wenn ich daran dachte, sie irgendwann gehen lassen zu müssen, schnürte es mir die Luft ab.

Jakobs Haare wehten im Wind. Sie waren vielleicht doch eher hellbraun als dunkelblond, dachte ich. Ich hatte ihn gefragt, ob er mit Tauben entschnüren kommen wollte, und er hatte zugesagt, auch wenn ich ihm ansehen konnte, dass er keine Ahnung hatte, was genau ich damit eigentlich meinte. Wir umarmten uns zur Begrüßung, und als wir uns wieder losließen, küsste er mich kurz auf die rechte Wange, und meine ganze rechte Körperhälfte fühlte sich lebendiger an als davor. Er hatte eine Tüte Rosinenbrötchen dabei und hielt sie mir beim Laufen hin, ich griff hinein und nahm mir eines. Kathleen war ebenfalls mitgekommen, sie hüpfte auf und ab, während wir auf Rebecca warteten.

Wir liefen durch die Stadt, vorbei an nach draußen gestellten Tischen, Aufstellschildern mit Bowls und Kaffee mit handgerösteten Fairtrade-Bohnen. Schaufenster nach Schaufenster nach Schaufenster, überall abgestellte E-Scooter, auf den Bänken unter den Bäumen saßen Menschen, aßen Döner und beobachteten Tauben oder schauten auf ihr Handy.

Plötzlich meinte ich Egon vor mir zu sehen. Er kam durch die Straße auf mich zu, aber während er lief, veränderte sich die Umgebung um ihn herum. Die Schaufenster waren plötzlich dunkel und leer, die Häuser stürzten ein oder gingen in Flammen auf. Wir waren wieder im Nachkriegsdeutschland, alles war weggebombt, es gab gar nichts außer einem einzigen Schaufenster, in dem eine Schale Erdbeeren lag. Eilig lief Egon darauf zu.

Ich schüttelte den Kopf, blinzelte ein paar Mal. Das hier war keine Erinnerung, es war eher so, als hätte sich Egon in meinen Gedanken verselbstständigt. Er hatte einen Teil seiner Kindheit in Luftschutzkellern verbracht und ab und zu Briefe seines Vaters von der Front bekommen, und ich konnte überallhin reisen, jederzeit alles googeln und bekam ständig Textnachrichten auf mein Handy. Es lag so viel Zeit zwischen meiner und Egons Jugend, dass es meine Vorstellungskraft sprengte. *Wie merkwürdig, dass wir nicht bestimmen können, in welcher Zeit wir leben,* dachte ich. Man wurde einfach irgendwann geboren, und das Universum so: *Viel Spaß, schau einfach mal, wie du klarkommst!*, während es selbst still und heimlich jede Sekunde um siebzig Kilometer anwuchs.

Jakob hielt meine Hand in seiner und strich mit dem Daumen leicht an meiner Handinnenfläche entlang. Ich begann, tiefer zu atmen. *Mehr, mehr, mehr!*, dachte ich. *Nicht aufhören!* Das Rosinenbrötchen zerfiel buttrig in meinem Mund, an unseren Händen klebten ein paar Krümel, und ich spürte, wie sich ein sternförmiges, vorfreudiges Kribbeln in mir ausbreitete.

»Oh, darf ich auch mal?«, fragte Kathleen und griff nach meinem Rosinenbrötchen. Sie biss hinein, kaute kurz und sagte im selben Moment: »Grundbedürfnisse werden häufig unterschätzt, sagt meine Therapeutin. Erst mal schauen, ob man gegessen, getrunken, mit jemandem gesprochen und sich ein bisschen bewegt hat. Immer erst mal die Grundbedürfnisse erfüllen.«

Zuerst führte Rebecca uns zu einem kleinen Platz, wo sich angeblich ein paar Tiere mit verschnürten Füßen aufhielten, und ließ betont unauffällig ein paar Körner aus ihrer Tasche regnen. Aber die Tauben sahen es, sie sahen es sofort, und sobald die ersten angeflogen kamen, zog der Rest des Schwarms nach: ein freundliches Gewusel grauer, schwarzer und grau-weißer Flügel, korallen- oder blassroter Krallen, gummibärchenroter Augen, manchmal auch schwarzer. Sie pickten in atemberaubender Geschwindigkeit, sie mussten wirklich hungrig gewesen sein. Rebecca sah immer noch völlig unbeteiligt aus, als hätte sie mit der Sache nichts zu tun. Auf dem Weg hierhin hatte sie uns das eindringlich erklärt: dass wir unbedingt unauffällig agieren mussten, weil viele Leute durchdrehten, wenn sie jemanden sahen, der Tauben half.

Mir fiel eine Taube mit einem wirklich merkwürdigen Laufstil auf. Es sah aus, als habe sie Handschellen an den Füßen, und aus irgendeinem Grund musste ich lachen. Dabei konnte die Taube kaum laufen und wäre immer wieder fast über ihre eigenen Füße gestürzt. Sie ließ sich mit ein wenig Futter anlocken, doch als wir sie keschern wollten, flog sie blitzschnell auf das Vordach eines Kiosks. Ihr Gesichtsausdruck war verletzt, wir hatten ihr Vertrauen missbraucht.

»Dummes Tierchen!«, sagte Kathleen. »Jetzt musst du eben gefesselt dein Leben weiterleben. So können wir dir auch nicht helfen.«

Wir suchten weiterhin nach verletzten Kandidaten und mussten nicht lange warten. Die nächste Taube mit verschnürtem Fuß kam angehinkt, Rebecca näherte sich erneut und machte eine plötzliche Bewegung nach vorn. Dieses Mal hatte es geklappt, die Taube zappelte im Kescher.

»Das dürfen Sie nicht!«, rief eine vorbeigehende Frau auf hohen Schuhen. »Tauben können total viele Krankheiten übertragen!«

»Ja, danke für den Hinweis«, sagte Rebecca, ohne richtig hinzuschauen.

»Füttern Sie die?«, fragte die Frau, mittlerweile wanderten roten Flecken an ihrem Hals hoch.

»Nein«, log ich. »Es sieht nur so aus, weil –«

»Das dürfen Sie nicht!«, schrie die Frau. Rebecca verdrehte nur die Augen, aber ich spürte plötzlich meinen Herzschlag in meinen Schläfen pulsieren. Jakob trat einen Schritt zu der fremden Frau vor und sagte in beruhigendem Tonfall: »Keine Sorge, wir füttern sie nicht, wir lassen sie *verschwinden.*«

»Was?«, fragte die Frau, als habe sie sich verhört.

»Schauen Sie mal«, sagte Jakob und deutete auf Rebecca, die die Taube gerade aus dem Kescher befreite. Die Krallen hatten sich im Netz verhakt, die Augen der Taube waren starr vor Angst, ein paar Federn standen ab.

»Die nehmen wir jetzt mit. Eine Taube weniger auf den Straßen.«

»Okay«, sagte die Frau. »Aber Sie haben hier doch Körner gestreut?«

»Um sie zu fangen«, sagte Jakob nachdrücklich.

Die Frau schien nicht gänzlich überzeugt, aber auch nicht gänzlich unüberzeugt. Ihr Blick glitt an Jakob auf und ab, er stemmte die Arme in die Seite, wie um sich größer zu machen, und irgendwann ging sie langsam weiter. Erst als sie außer Sichtweite war, fiel mir ein, was ihr Egon ganz sicher gesagt hätte: dass es nicht einmal etwas brachte, Tauben hungern zu lassen, sie pflanzten sich trotzdem fort, das war ihnen nämlich so angezüchtet worden.

»Danke«, sagte Rebecca zu Jakob, er grinste nur, und ich hätte ihm am liebsten ein High Five gegeben, wenn ich nicht gerade eine Nagelschere in den Händen gehalten hätte. Rebecca drehte die Taube vorsichtig um, sodass ihre Füße nach oben zeigten, und ich begann, die Fäden von ihren Zehen zu schneiden. Es war schwierig, sie waren eingewachsen, das rosafarbene Gewebe geschwollen. Man musste sich Millimeter um Millimeter vorarbeiten.

Nachdem ich den Faden entfernt und die Wunde desinfiziert hatte, setzte ich die Taube sachte auf dem Boden ab. Sie flog nicht sofort weg, sondern stand noch kurz da und schaute sich ungläubig um; als könne sie es nicht fassen, dass sie überhaupt noch lebte. Schließlich hob sie ab, und ich musste die Augen zusammenkneifen, um sie noch sehen zu können. Der Himmel war cremeblau, lange schwarze Schatten, jeden Herbst wunderte ich mich darüber, dass die Schatten so lang wurden. Ich atmete tief ein und spürte, wie sich ein glückliches Vibrieren in mir ausbreitete, tief und alles tragend, so wie der Beat abends im Club, wenn alles so laut wurde, dass man nichts mehr denken konnte.

»Bekommt ihr eigentlich viel Gegenwind?«, fragte Jakob Rebecca, als wir weitergingen.

»Hälfte, Hälfte«, sagte Rebecca. »Es gibt eben diese Menschen, die Tauben nicht mögen, und dann wieder andere, die uns um unsere Hilfe bitten, also, es ist wirklich alles dabei.«

»Und mit ›alles dabei‹ meine ich leider auch: auflauern und bedrohen«, fuhr sie fort. »Die scheinen irgendwie zu denken, dass wir den Taubenbestand fördern wollen.«

»Ihr werdet bedroht?«, fragte ich geschockt.

»Aber wir tauschen ja auch überall Eier aus«, fuhr Rebecca unbeirrt fort. »Und setzen uns für betreute Taubenschläge ein und alles. Wir wollen ja auch nicht, dass es immer mehr Tauben gibt, aber –« In diesem Moment fing sie den verständnislosen Blick von Jakob auf und ergänzte: »Also, wir tauschen echte Eier gegen Plastikeier.«

»Warum entfernt ihr sie nicht einfach?«, fragte Kathleen. »Die Eier, meine ich?«

»Weil die Tauben das natürlich checken und dann einfach neue legen«, sagte Rebecca.

»Und das mit den Plastikeiern checken sie nicht?«, fragte Kathleen.

»Nicht sofort«, sagte Rebecca und grinste. »Sie geben wie immer ihr Bestes beim Brüten, und irgendwann merken sie, dass es mit dem Ei nichts mehr werden wird, und dann starten sie einen neuen Versuch. Mit einem neuen Ei.«

Wir gingen weiter zu einer Unterführung, an der überall Spikes und Netze angebracht worden waren, wo aber trotzdem Tauben nisteten, weil sie kein besseres Zuhause fanden. Auf Jakobs Gesicht lagen orange Lichtreflexe von der Beleuchtung im

Tunnel, er sah aus wie jemand, der überall hätte sein können. In seinen Augen, stellte ich mir vor, zogen die Londoner Cafés vorbei, in denen er sitzen würde; die Bars, in denen er abends mit irgendwem sprechen würde, vielleicht fremdes Parfüm in seiner Nase, das Klirren von Gläsern, spätabends mit irgendjemandem Nummern austauschen, Frühling, Sommer, Herbst woanders, alles das erste Mal erleben.

Rebecca leuchtete mit einer Taschenlampe einige verdächtige Orte in dem Tunnel ab, um zu überprüfen, ob Jungtiere in den Spikes hingen, und gerade, als wir wieder in die Herbstsonne traten, fragte Jakob: »Hast du Lust, später was mit mir zu Abend zu essen? Ich würde was für uns kochen.«

»Gern!«, sagte ich, möglicherweise eine Spur zu erfreut.

Am Friedhof war Rebecca eine apathische Ringeltaube gemeldet worden. Sie saß vor einem Grab, bewegte sich nicht mehr und sah uns aus ihren hellgrünen Augen mit den keilförmigen Pupillen sehr freundlich an. Ihr Schnabel hatte die schönste Farbe, die ich jemals gesehen hatte: Orange ins Dunkelorange verlaufend, wie bei einem Malibu-Beach-Cocktail.

Ich konnte nicht widerstehen und fuhr der Taube über das Gefieder. Es war genauso weich wie das von unserer Taube. Vorn, an der Brust, war es altrosa mit Tendenz zu Grau, und man konnte deutlich ihr Brustbein spüren, sie war demnach unterernährt. Die Ringeltaube wollte weder fressen noch trinken, ihr ging es sehr schlecht.

Rebecca sagte, sie würde die Taube schnell bei sich daheim in einen Käfig setzen und später zum Tierarzt bringen. Allerdings kam es nicht dazu. Die Ringeltaube starb schon beim Transport, es war ein schneller Tod, und trotzdem tat es mir so leid, dass wir sie nicht einfach in Frieden hatten sterben lassen. Auf der anderen Seite hatten wir ja nicht wissen können, ob sie zu retten war oder nicht, wir hatten es einfach versucht.

Vorsichtig legten wir die Taube unter einen Busch, Rebecca sagte, wir dürften uns das nicht zu sehr zu Herzen nehmen, manchmal verliere man Tiere, aber die Hauptsache sei trotzdem, dass man insgesamt nicht wegsehe. Es sei wichtig hinzusehen, sagte sie, und ich sah hin, auch wenn sie das natürlich nicht wörtlich, sondern im übertragenen Sinn gemeint hatte: Der Malibu-Beach-Schnabel der Ringeltaube schaute ein Stück unter den Blättern des Busches heraus, in dem schönsten, glattesten Übergang, wie sein eigener Sonnenuntergang.

»R. I. P«, sagte Kathleen.

Unsere letzte Station für diesen Tag war ein klassizistisch gebauter Bahnhof, den man, anders als den Hauptbahnhof, in dem ich arbeitete, von oben bis unten in ein Netz eingewickelt hatte, um Tauben abzuwehren. Die Folge: die erstarrten Leichen zweier Vögel, die sich so ungünstig hinter dem Netz verfangen hatten, dass sie dort, scheinbar noch im Flug, mit ausgebreiteten Schwingen gestorben waren. Seitdem hingen die Taubenleichen da, wo sie waren. Entweder es war noch keinem aufgefallen, oder man wollte es gern so haben. Keine Ahnung, wie sie hinter das Netz geraten waren. Möglicherweise gab es ein Loch im Netz, oder man hatte das Netz erneuert und die Tiere einfach eingeschlossen, auch das passiere häufig, sagte Rebecca.

Unser Problem waren heute allerdings nicht die beiden Taubenleichen, sondern eine dritte, noch lebende Taube, die sich ebenfalls im Netz verfangen hatte und ab und zu noch in schwachen, kleinen Bewegungen flatterte.

Ich sah mich um. Außer uns schien niemand die Taube zu bemerken. Passantenströme flossen über den Gehsteig, die Türen des Bahnhofs öffneten und schlossen sich, ein paar Meter weiter beklebte ein Mann auf einer Leiter eine Plakatwand.

»Wir müssen die Feuerwehr rufen«, sagte Rebecca. »Da kommen wir selbst nicht dran.«

»Natürlich kommen wir da selbst dran«, sagte Kathleen laut. »Daneben steht doch eine Leiter!« Sie ging einfach rüber zu dem Mann mit den Plakaten, wir hilflos hinter ihr her, sie sagte irgendetwas Lustiges zu dem Mann, er grinste, dann sah ich sie gestikulieren und in Richtung der Taube deuten. Kurz darauf kam sie mit der Leiter wieder zu uns.

»Dir ist schon klar, dass das allein aus versicherungstechnischen Gründen keine gute Idee ist, oder?«, sagte Rebecca. Kathleen aber hatte schon die ersten Stufen der Leiter erklommen.

»Bitte, Kathleen«, sagte ich. »Rebecca kennt sich mit so was besser aus als wir. Du kannst doch jetzt nicht einfach –«

Mittlerweile war Kathleen auf der obersten Sprosse der Leiter angekommen. »Hältst du mal die Leiter fest?«, bat sie mich. »Ich muss mich da jetzt ein bisschen rüberlehnen.«

Ich griff nach dem unteren Ende der Leiter. Jakob tat es mir gleich, rief aber: »Komm da sofort wieder runter, Kathleen.«

Nun lehnte Kathleen sich zur Seite. Sie wollte die Taube gerade mit einer Hand greifen, als diese plötzlich panisch zu flattern begann. Bis vor wenigen Sekunden hatte sie noch bewegungslos da gehangen, jetzt war sie ein einziger Wirbel aus Luft und Federn und Flügeln und Krallen, und Kathleen erschrak so sehr, dass sie zurückzuckte, die Leiter schwankte, ich verstärkte sofort meinen Griff und Jakob wahrscheinlich auch, aber Kathleen verlor trotzdem das Gleichgewicht. Von einem auf den anderen Augenblick stürzte sie seitlich herunter.

Ich sah sie wie in Zeitlupe fallen: ihr Körper in der Luft, ein zappelnder Mensch in Menschenform. Ich machte einen Schritt zu ihr hin, weil ich in dieser Sekunde wirklich dachte, ich könnte sie auffangen, aber natürlich fehlte mir die Kraft dazu. Als Kathleen auf mir landete, ging auch ich zu Boden.

Instinktiv schloss ich die Augen. Der Asphalt war warm, Kathleen lag über mir, alles war ohne ein Geräusch vonstattengegangen.

»Kathleen?«, fragte ich panisch.

»Romy?«, fragte Jakob.

Ihr Gesicht lag in Richtung Asphalt, aber sie stemmte sich langsam hoch, und das machte mich so froh, dass ich sie umarmt hätte, wenn sie nicht sowieso schon auf mir gelegen hätte. An der Wange hatte sie einen Kratzer, zwischen den Augenbrauen hatte sich ihre Stressfalte gebildet. Sie ließ ihre Handgelenke kreisen, wie wir das manchmal bei unseren Yoga-Sessions machten, und verzog das Gesicht.

Jetzt sah ich es auch: Ihr rechtes Handgelenk schwoll bereits an, sie konnte die Hand schon nicht mehr richtig bewegen.

»Das tut irgendwie … echt weh«, sagte sie. Ihre Stimme war ein wenig höher als normal.

»Zeig mal her«, sagte ich, aber da kam der Typ mit den Plakaten schon zu uns rübergerannt. »Alles in Ordnung bei euch?«

Kathleen nickte und sagte: »Ich hoffe, deiner Leiter ist nichts passiert.«

Ich war erleichtert, dass sie sich so normal verhielt, ich hatte vor allem Angst um ihren Kopf oder ihre Wirbelsäule gehabt.

Die Taube hing immer noch über uns im Netz, die Augen schreckgeweitet, ein paar weiße Federn schwebten langsam auf mich herab.

Ich stand auf und klopfte mir Staub und Federn von den Klamotten. Kathleen blieb sitzen, und da wusste ich, dass sie ein echtes Problem hatte.

»Also noch mal zum besseren Verständnis«, sagte der Rettungssanitäter. »Ihr wolltet eine Taube fangen und seid dabei von der Leiter gefallen?«

»Sie ist von der Leiter gefallen«, sagte ich und deutete auf Kathleen. »Auf mich drauf. Ich habe versucht, sie zu fangen, aber ich war nicht stark genug.«

Der Sanitäter seufzte. Er sah hilfesuchend zu Rebecca und

Jakob, aber keiner von beiden korrigierte, was ich gesagt hatte. »Hast du Kopfschmerzen?«, fragte er mich. Wahrscheinlich wollte er überprüfen, ob ich eine Gehirnerschütterung hatte und deshalb wirres Zeug redete: Wegen einer *Taube* war Kathleen von der Leiter gefallen, wirklich?

Schließlich nahmen sein Kollege und er Kathleen und mich mit in den Rettungswagen. Dort stellten sie uns noch ein paar Fragen und tasteten Kathleens Arm und Kopf ab, meinen auch, aber mit unseren Köpfen war wider Erwarten alles in Ordnung. Ich hatte ein paar Schürfwunden an den Beinen, mein Ellenbogen tat ziemlich weh, ich konnte ihn kaum noch beugen, und je länger ich mich in diesem künstlichen Licht des Krankenwagens befand, desto mehr schmerzte er.

»Das muss geröntgt werden«, sagte der Sanitäter dazu, und zu Kathleens Handgelenk sagte er dasselbe, was bedeutete, sie mussten einen Krankenwagen nachfordern oder einer von uns fuhr allein ins Krankenhaus. Kurzer Blick auf Kathleen: Sie sah sehr blass aus, und mir ging es noch relativ gut, also würde ich selbst ins Krankenhaus fahren.

Als ich zu den beiden anderen ging, um ihnen einen Lagebericht zu geben, war Rebecca gerade dabei, die Feuerwehr für die Taube zu rufen. Die Taube hing immer noch in genau derselben Position im Netz, ich fragte mich, wie lang sie schon dort hing, wie lang konnte man irgendwo hängen, bis man starb?

»Ja, klar, irgendwann sterben sie«, sagte Rebecca auf meine Frage hin, und dann erzählte sie mir von einer Taube, die in einem beleuchteten Schild verendet war. Es hatte dort kurzzeitig einmal eine Öffnung gegeben, die Taube war mitsamt einigen kleinen Zweigen eingezogen – dann wurde das Schild wieder verschlossen. In der Folge irrte die Taube noch einige Tage lang als gut sichtbarer Schatten in dem beleuchteten Schild umher und starb schließlich dort. Die Taubenhilfe war zwar irgendwann kontaktiert worden, aber da war es schon zu spät gewesen.

»Was für eine Horrorvorstellung«, sagte ich, Rebecca nickte.

In Jakobs Gesicht war ein fremder, leicht abwehrender Zug getreten, den ich nicht lesen konnte.

Erst jetzt merkte ich, dass mir die Beine zitterten. Mir war schwindelig. Es war mittlerweile 19 Uhr. Obwohl die Sonne schon unterging, liefen mir Schweißperlen den Nacken runter; ich hörte das gleichmäßige Rauschen des Verkehrs und die Stimmen der Sanitäter.

Während die Taube von der Feuerwehr gerettet wurde und anschließend sofort ein paar Erdnüsse verschlang (Rebecca schickte uns ein Beweisbild: weit aufgerissene kirschrote Augen und ein vor Stress geöffneter Schnabel), fuhren Jakob und ich mit der U-Bahn ins Krankenhaus. An Jakobs Stirn sah ich eine Ader schnell pulsieren. Die Türen schlossen gerade, die U-Bahn fuhr an, und Jakob fragte: »Geht es mit deinem Arm?«

Als ich nickte, holte er sein Handy raus und begann, mechanisch durch Fotos zu scrollen – London, wenn ich es richtig einordnete. Er scrollte so schnell, dass er sich die Bilder unmöglich richtig anschauen konnte; sogar die Bewegung seines Zeigefingers sah wütend aus.

»Alles okay bei dir?«, fragte ich.

Er steckte das Handy weg und schaute mich an. Hinter seinem Kopf sah ich die Mauern des U-Bahn-Tunnels immer schneller werden.

»Es tut mir leid, dass es mit dem Abendessen heute vielleicht nichts mehr wird«, sagte ich. »Ich wollte dir deinen vorletzten Tag hier wirklich nicht verderben!«

»Darum geht es gar nicht«, sagte er. Sein Augenlid zuckte, er fuhr mit dem Zeigefinger darüber.

»Okay, was ist?«, sagte ich ergeben.

»Weißt du, nachdem ich das heute noch mal gesehen habe … also das mit Kathleen und der Leiter …«, setzte er an. »Ich find's irgendwie scheiße, wie unbedarft ihr da rangeht. Als ob ihr wolltet, dass was passiert.«

»Wollten wir aber nicht«, sagte ich. Mein Atem ging jetzt schneller.

»Ich finde das einfach scheiße«, wiederholte er. »Es ist irgendwie so viel bei dir, weißt du? Ich habe das Gefühl, dass du dich ständig absichtlich in Gefahr bringst. *No offense!* Aber ich meine, du legst dich bei Gewitter einfach auf die Straße, und jetzt diese absolut überflüssige Aktion mit der Taube ... Du wirkst einfach rücksichtslos, was dein Leben angeht.«

»Ich mache das nicht absichtlich«, sagte ich leise. Er hatte zwar recht, aber es verletzte mich trotzdem. Ihn störte etwas, was mich selbst an mir auch sehr störte, das war vielleicht das Härteste, und er wusste ja noch nicht mal von der Sache mit dem Fluss und dem Ast.

»Wie: nicht absichtlich?«, fragte er.

»Es passiert mir einfach so! Ständig!«, rief ich. »Ich mache das nicht absichtlich!« Mir war in diesem Moment einfach alles zu viel. Egon, Kathleen, die Taube, Jakob, sie alle waren gleichzeitig in meinem Kopf, und niemand von ihnen schien mir wie ein sicherer Punkt in meinem Leben, manche waren sowieso schon weg, der Rest würde auch noch gehen.

»Einfach so, okay?«

Mein Herz zog sich zusammen. *Das war es jetzt. Er findet mich scheiße.* Ich hatte ihm von meinem Leben erzählt, er hatte einige Szenen miterlebt, und jetzt, wo er mich besser kannte, hatte er keine Lust mehr auf mich. Eine altbekannte Einsamkeit stieg in mir auf, dasselbe Gefühl von Verlassenheit, das ich empfunden hatte, als meine Mutter von Egon weggefahren und ich dort zurückgeblieben war.

Wieso passiert mir immer wieder das Gleiche?, dachte ich wütend, und voller ungerichtetem Zorn sagte ich: »Mein Leben geht dich überhaupt nichts an. Ich lebe genau so, wie ich es will!«

»Wenn mich dein Leben überhaupt nichts angeht, was mache ich dann hier?«, fragte er, und ich sagte: »Woher soll ich wissen, was du hier machst? Du hast mich zuerst angeschrieben und alles. Ich kann nichts dafür, wenn dir mein Leben nicht passt!«

Die U-Bahn bremste ab, weil wir die nächste Station erreicht hatten, und ein Teil von mir rechnete fest damit, dass Jakob jetzt aufstehen und gehen würde. Aber er blieb. Sekunden vergingen, die U-Bahn fuhr wieder an.

Ich sah nach unten. Auf dem U-Bahn-Boden hatte jemand irgendetwas verschüttet, eine kleine Lache floss durch das Abteil auf uns zu. Ich verfolgte ihre Spur und war mir sicher, dass Jakob sie auch sah, aber das tat er nicht, und die Lache erreichte seinen Fuß. Ich zupfte an seiner Schulter und zeigte auf den Boden.

»Was soll das?«, fragte er wütend. Erst dann realisierte er, dass er in einen kleinen Fluss aus irgendeiner Flüssigkeit geraten war, sagte »Ihhhh« und setzte sich schnell anders hin.

Ich konnte nicht anders, ich musste lachen, und ihm ging es genauso, es war einer dieser merkwürdigen Momente im Leben, in denen man auf einmal nicht mehr wusste, wo man war: Bewegte man sich auf irgendetwas zu oder von irgendetwas weg, oder war man einfach nur mittendrin? Ich war traurig, wütend und enttäuscht, aber trotzdem fand ich lustig, dass sich diese Pfütze in Zeitlupe auf uns zubewegt hatte. Es war alles gleichzeitig möglich.

In der Notaufnahme sahen wir schweigend dem Zeiger der Uhr zu, wie er auf halb acht vorrückte, dann wurde ich endlich geröntgt, alles in Ordnung, ich hatte nur ein großes Hämatom. Während wir warteten, dachte ich die ganze Zeit, dass Jakob gleich gehen würde, ich sagte ihm sogar, dass er gehen sollte. Es war ja sein vorletzter Abend, er hatte bestimmt anderes zu tun. Doch jedes Mal, wenn ich es erwähnte, legte er mir den Finger an den Mund und sagte: »Schhhh.«

Als wir das Krankenhaus verließen, war die Sonne untergegangen, und über den Himmel zogen sich Farbverläufe von Golden bis Lila und von Hellorange bis Türkisblau, je nachdem, in welche Himmelsrichtung man schaute. Für mich sah es aus, als hätte jemand den Schnabel der Ringeltaube an den Horizont projiziert: der schönste, glatteste Übergang der Welt.

Jakob machte Fotos vom Himmel und von mir davor, und ich bekam plötzlich Lust, ihm zu erklären, dass ich eigentlich gar nicht so selbstzerstörerisch veranlagt war, wie es den Anschein machte. Aber ich wusste nicht, wie ich es formulieren sollte, ohne noch merkwürdiger rüberzukommen als ohnehin schon.

»Hast du Hunger?«, fragte Jakob schließlich.

Ich sagte: »Total«, und wir gingen zu einem Falafelstand in der Nähe meiner Wohnung. Mein Arm tat weh, aber die Farben des Himmels über uns waren immer noch überwältigend, und ich versuchte mir einzureden, dass es mir nichts ausmachen würde, wenn Jakob weg war. Wir kannten uns ja noch gar nicht richtig.

Die Falafeln waren knusprig, die Soße lief mir den Hals hinunter, und langsam löste sich das Leuchten über uns in Dunkelheit auf, wir sahen eine fahle Mondsichel über dem nahe gelegenen Edeka auftauchen.

»Willst du eigentlich eine Abschiedsfeier machen?«, fragte ich irgendwann.

Er schüttelte den Kopf. »Ich bin nicht so der Typ für Abschiedsfeiern.«

»Für was bist du denn der Typ?«

»Ich weiß nicht, ich möchte Abschiede einfach nicht feiern«, sagte er. »Ich würde viel eher Ankommen feiern. Oder Zurückkommen.«

»Hast du jetzt eigentlich ein Zimmer in London gefunden?«

Er nickte, und ich war gleichzeitig enttäuscht und freute mich für ihn. Es entstand eine kurze Pause, dann sagte er: »Denkst du oft an Egon?«

»Sehr oft.«

Sein Blick sagte: *Verstehe ich,* und etwas in seinen Augen öffnete sich. In seinem Blick war auf einmal ein Platz für mich, an dem ich sein konnte, irgendwo in diesem graduellen Übergang von Dunkelbraun zu Schwarz. Allein deswegen war diese Welt für mich noch schön. Die Mondsichel hing immer noch so grazil über dem Edeka, und ich dachte, dass es letzten Endes vielleicht darum ging – zu lernen, diese Schönheit zu sehen: alles, was man verlieren könnte, alles, was trotzdem noch da war; den Abstand zur Welt zu verringern, alles millimeternah an sich heranzulassen, das war das Großartigste und Angsteinflößendste, was es gab. Ich wollte nicht verhärten. Ich wollte weich und durchlässig bleiben, die Schönheit der Welt sollte in mich hineinkommen und durch mich hindurchfließen können.

Plötzlich tauchte die Türkentaube aus unserem Hinterhof in meinem Kopf auf. Wir hatten sie gesehen, das war alles, was zählte – ihr zartes graues Gefieder, das das gleiche Versprechen abgab wie die Wolken vor einem Sonnenaufgang, ihren besorgten Blick von hoch aus ihrem Nest heraus; wie sie zusammen mit einer anderen Türkentaube flog, aber nie zusammen mit Stadttauben. Sie hatte ihr eigenes, geheimes Leben gelebt, aber in den wenigen Momenten, die wir hatten wahrnehmen können, hatten wir aufgepasst, sie war nicht einfach so an uns vorbeigeflogen. Jetzt war sie tot, aber vorher hatten wir sie gesehen.

Als ich nach Hause kam, war Lola da. Kathleen lag mit ihr in ihrem Zimmer auf dem Bett, hatte den Arm auf einem Kissenberg hochgelagert und schaute sich eine Serie an. Neben ihr stand ein Teller mit Apfelschnitzen.

Süß!, dachte ich. *Lola hat ihr Essen gemacht.*

»Es tut mir so leid!«, sagte Kathleen, sobald sie mich sah. »Ich werde mich ändern! Ich kann nicht immer so ungeduldig sein! Ich weiß das! Ich spreche in der Therapie ständig darüber, aber ich –«

»Alles gut, Kathleen!«, sagte ich. »Wie geht es dir?«

»Joah, Handgelenk ist gebrochen«, sagte sie. »Aber angeblich ist es ein total schöner Bruch, ganz glatt, man muss es einfach wieder zusammenwachsen lassen. Und bei dir?«

»Nur ein geprellter Ellbogen«, sagte ich.

Lola stand auf, als hätte ich ihr ein Stichwort gegeben, dehnte sich kurz wie eine Katze und sagte dann: »Ich muss mal mit dir reden.« Sie sagte es so, als wäre sie die Chefin und ich ihre Angestellte. Ich war so überrascht davon, dass ich zwar fragte: »Jetzt?«, ihr aber sofort folgte, als sie in die Küche ging.

Sie schloss die Tür. »Setz dich.«

»Bin ich deine Bedienstete?«, fragte ich. »Setz dich doch selbst. Muss ich jetzt alles machen, was du willst, oder was?«

»Du bist genau die Richtige, um das zu sagen«, sagte Lola. »Jetzt pass mal auf. Ich find's richtig scheiße, was du mit Kathleen abziehst.«

»Sie ist von der Leiter gefallen. Was ziehe ich da mit ihr ab?«, fragte ich. »Sie ist da selbst hochgegangen, und dann ist sie selbst runtergefallen, ich –«

»Wegen dir können Kathleen und ich nicht zum Paragliden gehen, weil sie sich wegen dir den Arm gebrochen hat!«

»Wegen mir?«

»Weil sie wegen dir komplett unnützerweise von einer Leiter gefallen ist!«

»Was meinst du mit ›komplett unnützerweise‹?«, fragte ich.

»Tauben entschnüren? Wie unnötig ist das bitte?«

»Tauben entschnüren findest du unnö–?«

»Kannst du mal aufhören, alles zu wiederholen, was ich sage!«, zischte Lola. »Du weißt doch genau, was passiert ist!«

Ich starrte sie an. »Wie kannst du so einen Schwachsinn reden, Lola?«, fragte ich schließlich. Aber was ich eigentlich meinte, war: Wie kannst du glauben, dass alles, was dir nicht persönlich nützt, unnötig ist? Glaubst du, dass sich alles um dich dreht?

Lola drehte den Küchenstuhl, auf dem sie saß, so um, dass die Lehne vorne war, setzte sich erneut und blitzte mich an.

Kann man nicht einfach mal nett sein?, dachte ich. *Kann man nicht einfach mal versuchen, irgendetwas zu retten? Ist es nicht genug, dass etwas lebendig ist, um sich dafür zu interessieren oder es wenigstens nicht völlig abzutun? Muss immer alles zur persönlichen Bereicherung oder Statusvergrößerung dienen?*

Genau so sagte ich es Lola schließlich auch – dass ich es satthatte, dass sich immer alles nur um sie drehte, dass man auch mal über den eigenen Tellerrand blicken müsse oder zumindest nicht Leute fertigmachen solle, die sich für etwas anderes einsetzten als ihren eigenen Vorteil.

»Und weißt du was? Genau das nehme ich dir nicht ab«, sagte Lola. »Ich glaube, du rettest Tauben, weil du wegen Egon versuchst, etwas zu kompensieren. Als könntest du irgendetwas wiedergutmachen.«

Für einen Moment wusste ich nicht, was ich sagen sollte. Ihre Worte sanken langsam in mir, wie schwere Steine, die man in einem See versenkte.

Sie hatte recht. Ich verknüpfte Tauben natürlich mit Egon, und mich um sie zu kümmern, verband mich jeden Tag aufs Neue mit ihm. Hätte ich mich auch für Tauben eingesetzt, wenn Egon nicht gewesen wäre? Auf diese Frage hatte ich keine Antwort.

Aber gleichzeitig hatte Lola auch nicht recht. Denn ich hatte Tauben lieben gelernt. Ich liebte ihr jeweils eigenes Wesen, das Geräusch ihrer Flügel, dass sie so weiche Federn hatten, wie elegant sie fliegen konnten, dass sie ein kleines Stück Natur waren, das sich immer wieder traute, sich dem Menschen zu nähern.

»Du lügst dir in die eigene Tasche«, fuhr Lola fort. »Wenn du dich wirklich für die Umwelt einsetzen wollen würdest, könntest du dir genauso gut Insekten vornehmen. Insekten sterben auch langsam aus.« Sie warf mir einen siegessicheren Blick zu. »Insektizide, Pestizide … Jeder weiß, dass es Insekten schlecht ergeht. Und Insekten sind viel wichtiger für das Ökosystem als Tauben.«

»Ich gehe eben ein Thema an, das mir persönlich am Herzen liegt«, sagte ich.

»So selbstlos ist das dann aber auch nicht, oder?«

»Geht es wirklich darum, dass etwas selbstlos ist?«, fragte ich. »Oder geht es darum, dass man etwas Gutes bewirkt, das nicht nur für einen selbst gut ist, sondern auch für andere?«

»Du unterstützt was, was einfach überall draufkackt«, sagte Lola, und ich sagte: »Ich glaube, du spinnst«, dabei wusste ich selbst, dass Tauben einen aktiven Stoffwechsel hatten, aber ich unterstützte sie ja nicht deswegen, sondern weil sie direkt vor meinen Augen ein elendiges Leben lebten.

»Wusstest du, dass der Kot von Tauben besser ist, wenn die Tauben artgerechtes Futter bekommen?«, schob ich nach.

Lola zuckte mit den Schultern, es war ihr egal.

»Außerdem wurde bewiesen, dass der Kot von Tauben gar nicht saurer ist als der von anderen Lebewesen«, sagte ich. »Er zerstört keine Gebäude.«

»Komm schon!«, sagte Lola gelangweilt. Sie hatte für ihre Posts schon oft exotische Vögel fotografiert, manchmal aber auch Blaumeisen oder Rotkehlchen. In ihnen erkannte sie Schönheit, nur in Tauben nicht, und ich glaube, in diesem Moment wurde mir erst so richtig klar, dass Tauben offenbar in eine Extrakategorie von Tieren fielen. Die meisten unterschieden zwischen Wild-, Nutz- und Haustieren, aber Tauben ließen sich keiner dieser Kategorien zuordnen. Sie waren am ehesten Mitbewohnertiere – Tiere, die in unserer Nähe wohnten, und das war es schon. Andere Vögel kamen und gingen wieder. Wenn man sie irgendwo sah, blieb man beglückt stehen – es war ein flüchtiges Glück, und das wusste man. Tauben sah man ständig. Die Tauben blieben einfach. Vielleicht warf man ihnen das insgeheim vor – dass sie einfach dageblieben waren.

Für mich war das aber gerade das Tolle an Tauben – dass eben immer eine da war, irgendwo. Ich konnte überall etwas finden, was ich liebte, ich war nie ganz allein, irgendwo war immer eine Taube. Natürlich war ich für die Begrenzung des Bestands. Natürlich war ich für betreute Taubenschläge, die die Tiere fütterten und ihren Bestand gleichzeitig kontrollierten, indem sie Eier tauschten. Ich war dafür, weil es keine Alternative gab und weil ich glückliche Vögel wollte, nicht überall kranke und verletzte Tiere, die in beleuchteten Schildern starben oder sich in Spikes verfingen.

»Es braucht Leute wie mich, die sich für Tauben einsetzen«, beharrte ich.

»Ja, träum weiter«, sagte Lola. »Setz dich mal lieber für Kathleen ein!«

»Aber das mache ich doch«, sagte ich. »Was willst du eigentlich von mir?«

»Dass du aufhörst, sie zu beeinflussen«, sagte sie, und ich lachte laut auf.

»Glaubst du, ich bin eine Bots-Fabrik? Ich beeinflusse sie überhaupt nicht. Wir wohnen einfach zusammen!«

»Seit du eingezogen bist, hat Kathleen sich total verändert.«

»Meinst du damit, dass sie Tauben nicht mehr so scheiße findet wie davor, oder was?«, fragte ich. Mir fiel einfach nichts ein, womit ich Kathleen beeinflusst hätte.

Zu meiner Überraschung verzog sich Lolas Gesicht und sie fing an zu weinen. Plötzlich war es ein ganz neues Gesicht, viel weicher als zuvor, es war ein Gesicht, mit dem ich Mitleid haben konnte.

»Ich habe das Gefühl, dass Kathleen und ich uns voneinander entfernen«, sagte sie. »Ich lade sie so oft ein, aber dann geht sie doch lieber mit dir Tauben entschnüren.«

»Wir waren nur ein einziges Mal Tauben entschnüren«, sagte ich.

»Oder sie organisiert ein Picknick für dich«, sagte sie. »Für mich hat sie noch nie eins organisiert.«

»Lola?«

Lola blickte tränenüberströmt auf.

»Soweit ich weiß, bist du immer noch Kathleens beste Freundin«, sagte ich. »Dass sie auch mal was mit mir macht, heißt nicht, dass sie dich weniger mag.«

Lola starrte auf den Tisch. Ich musste mich wirklich konzentrieren, um nachempfinden zu können, was Lola in diesem Moment wohl spüren musste. Vielleicht war für sie alles schwarzweiß: Freund oder Feind. Man war entweder für sie oder gegen sie. War ich, nur weil auch ich mit Kathleen befreundet war, automatisch gegen sie? Oder sie automatisch gegen mich? So ganz verstand ich es vielleicht doch nicht.

»Du solltest mit Kathleen reden«, sagte ich. »Sag ihr, was du mir gerade gesagt hast. Ich bin mir sicher, ihr könnt das klären.« Beim letzten Satz machte ich eine weit ausholende Geste. Dabei stieß ich mit der Hand an die Hängeleuchte über dem Küchentisch, und ein zitternder Lichtreflex entstand vor uns, ein weißer, unscharf umrissener Fleck, der sich leicht hin- und herbewegte, dieselbe Art von Fleck, wie ich ihn auf der Bettwäsche an Egons Sterbebett gesehen hatte. Plötzlich musste ich daran denken, was ich Egon hatte sagen wollen und dass ich es einfach nicht geschafft hatte, es ihm zu sagen.

»Ach, und Lola«, schob ich hinterher. »Sag ihr, was du an ihr magst.«

Lola blickte mich verwirrt, aber auch ein wenig dankbar an. Vielleicht hatte ich sie gerade in ihrem Freund-Feind-Schema durcheinandergebracht.

»Habt ihr darüber schon mal gesprochen?«, fragte ich.

Lola schüttelte den Kopf. »Ich wusste nicht, wie ich das sagen soll.«

»Das kriegst du schon hin. Sag ihr einfach, wie sehr du sie

magst, und bring viele Ich-Botschaften und so was, dann wird das schon.«

»Warte mal kurz«, sagte Lola, sie holte ihr Handy hervor, und dann sah ich tatsächlich, wie sie sich Notizen machte.

Vielleicht war Sticheln bislang ihr einziger Coping-Mechanismus, dachte ich erstaunt.

Später, nachdem ich mich von der Taube noch ein wenig hatte herzen lassen, ein kleiner weicher Schnabel, der sich leicht zwischen meinen Fingern bewegte, dachte ich noch einmal über Schwarz-Weiß-Denken nach. Für Lola war man entweder für sie oder gegen sie. Andere waren entweder für Tauben oder gegen sie. In Kathleens Vorstellung hatte man entweder fertig getrauert oder eben nicht. Aber was, wenn alles ein ständiger Prozess war? Wenn es mal besser ging, mal schlechter, wenn man zwischen Schwarz und Weiß, Hell und Dunkel hin- und herwechselte, wenn es einzelne Lichtflecken gab, dazwischen Dunkelheit, wenn der Himmel mal leuchtete und mal einfach nur Grau in Grau war? Was dann? Wenn es immer etwas Schönes gab und etwas Schreckliches? Was machte man mit diesem Wissen?

Ich fand es gleichzeitig tröstlich und traurig, dass es höchstens einzelne Momente gab, die komplett unbeschädigt und komplett perfekt waren, aber wenigstens gab es sie. Wenigstens gab es dieses Leuchten, wo wäre ich ohne dieses Leuchten?

14

Kathleen konnte sich mit ihrem eingegipsten Handgelenk nicht mal mehr selbst die Brötchen halbieren, also übernahm ich das für sie, und Kathleen sagte: »So lieb von dir, ich werde mich irgendwann revanchieren!«

»So ein Quatsch! Du musst dich nicht revanchieren«, sagte ich. »Sieh es einfach so: Restaurant Romy hat wiedereröffnet.«

Für eine Millisekunde sah Kathleen richtig begeistert aus, so begeistert, dass mir erst jetzt klar wurde, wie schön sie es gefunden haben musste, dass ich früher immer so viel gekocht hatte. »Kriege ich auch eine Speisekarte?«, fragte sie.

»Vielleicht«, antwortete ich. In ihren Augen sah ich die Hoffnung auf diese japanischen Teigbällchen aufblitzen, und ich sagte streng: »Nein. Teigbällchen sind echt zu aufwendig.«

Kathleen fragte nicht einmal, wie ich ihren Gedanken erraten hatte. »Na ja, wenigstens die Taube kann jetzt wieder selbst fressen«, sagte sie stattdessen.

»Selbst essen kannst du auch, du kannst nur nicht kochen.«

»Stimmt«, sagte Kathleen. Und dann: »Trotzdem bist du irgendwie ständig mit Care-Arbeit beschäftigt, und dieses Mal bin ich daran schuld. Das tut mir echt leid.«

»Ist es nicht normal, dass man sich um andere kümmert?«

»Weiß nicht, vielleicht«, sagte Kathleen. »Übrigens: Lola hat gefragt, ob du zum Polarlichter-Gucken mitkommen magst.«

Ich schaute sie überrascht an. Anscheinend hatte Lola mich wirklich auf ihre Freundesliste gesetzt. »Kommt Jakob auch mit?«, fragte ich. Jakob und ich hatten nach dem leicht missglückten Vorabend nicht mehr darüber gesprochen, ob wir an seinem letzten Tag etwas zusammen unternehmen wollten, und ich atmete auf, als Kathleen sagte: »Glaube schon. Das soll ja auch eine Art Abschied für ihn sein, er fliegt ja morgen früh.«

Die Dunkelheit im Park war so kompakt, dass ich fürchtete, irgendwann gegen sie zu stoßen wie gegen eine Mauer. Kathleen ging voraus, ich sah nur noch ihre Silhouette mit dem langen, geraden Rücken, ihre Füße berührten den Boden nur leicht, knapp hinter ihr folgte Lola mit kleineren, bestimmteren Schritten, dann Jakob und ich. Ich ahnte seine Bewegungen neben mir mehr, als dass ich sie sah. Wir hatten uns zur Begrüßung umarmt, er hatte die Hände auf die Stelle zwischen meinen Schulterblättern gelegt, und ich hatte mich sofort wieder heilig und wichtig gefühlt – und gleichzeitig dieses Ziehen in mir, als würde ich gerade etwas verlieren oder hätte es schon verloren.

In der Luft lag der Geruch von verwelkenden Kräutern, Steinen und Wasser. Wir überquerten den Fluss, der die Trennlinie zur Stadt bildete: Vor ihm war alles asphaltiert, dahinter nicht mehr. Es wurde kühler und noch dunkler. Das Flusswasser war tiefschwarz, viel schwärzer als der Himmel; darin zeichneten sich jeweils für einen kurzen Moment einzelne Lichter ab und verflossen sofort wieder.

Hin und wieder senkte sich ein Gefühl der Schwere auf mich herab, aber ich ging einfach weiter. Die Büsche und Bäume neben mir wogten leicht im Wind. Neben uns, am Rande des kaum mehr zu erkennenden Wegs, standen hohe Ahornbäume, Holunderbüsche und Brennnesseln. Wir liefen zu einer Wiese, die von allen Seiten von Anhöhen umgeben war wie ein kleines Tal mitten im Park. Von hier aus hatten wir freien Blick auf den Himmel, ohne selbst gut sichtbar zu sein. In der Ferne zirpten ein paar Grillen, nicht weit davon entfernt rauschte die Autobahn.

Lola breitete zwei Picknickdecken aus, eine für Kathleen und sich, die andere für Jakob und mich. Für Kathleen hatte sie zusätzlich ein Kissen mitgebracht, auf dem sie ihren Arm hochlagern konnte. Sobald wir uns hinlegten, stieg feuchte, erdige Luft in meine Nase. Der Himmel war hoch und schwer und drückte uns noch ein bisschen tiefer in den Boden. Ich betrachtete die schwarze Öffnung ins All über uns. *So viele Lichter.*

In diesem Moment dachte ich nicht an Elon Musk und dessen Satelliten. Ich dachte auch nicht an Egon. Ich dachte nur daran, dass dieser riesige Sternenhimmel fast ganz in meine Augen passte.

»Jetzt bitte alle konzentrieren«, sagte Lola. »Am besten, ihr teilt euch die Himmelsrichtungen auf. Wir müssen jede einzelne Sternschnuppe sehen! Und jedes einzelne Polarlicht natürlich!«

»Da!«, rief Kathleen sofort, und ein paar Sekunden später: »Ach nee, doch nicht.«

Plötzlich klingelte mein Handy. Erst wollte ich den Anruf einfach wegdrücken, aber dann sah ich, dass es meine Mutter war.

»Sorry, bin gleich wieder da«, sagte ich zu den anderen. Ich stand auf, ging ein paar Schritte in die Dunkelheit und lehnte mich an einen massiven Baumstamm.

»Ja?«

»Hey, ich wollte dich nur mal kurz hören«, sagte die Stimme meiner Mutter. »Wie es dir geht. Ob du mit deinem Brief weitergekommen bist.«

Im ersten Moment war ich einfach nur gerührt, dass sie sich tatsächlich an etwas erinnert hatte, was ich ihr gesagt hatte. In meiner Erinnerung hatte sie bisher immer sofort alles vergessen, aber vielleicht stimmte das auch gar nicht. Vielleicht hatte ich mich nur so erinnert, weil ich so enttäuscht von ihr gewesen war. Oder aber ich erinnerte mich richtig, aber sie war damals so überarbeitet gewesen, dass es ihr einfach wirklich nicht möglich gewesen war.

»Läuft genauso mies wie davor auch«, sagte ich. »Haha.«

»Haha. Ich glaube, Egon ging es damals auch so.«

Nach Marthas Tod sei er im Prinzip verstummt, sagte meine Mutter, sie fing an, immer schneller zu reden, ich merkte, dass die Worte aus ihr rausmussten, sie hatten sich im Laufe der Zeit angestaut und flossen nun wie ein schneller Strom. Meine Mutter war zwanzig gewesen, als ihre Mutter starb, und hatte über Nacht plötzlich einen anderen Vater bekommen, einen, der mit ihr nicht über den Tod ihrer Mutter reden konnte, einen, der es gerade noch schaffte, zur Arbeit zu gehen und einzukaufen. Er habe mit hohlen Augen durch sie hindurchgestarrt, sagte meine Mutter, als sei sie ein Gespenst oder er. »Die Stimmung war einfach so schrecklich. Egon hat alle Bilder von Martha abgehängt oder umgedreht. Er war kaum noch zu Hause, und ich habe stundenlang gesaugt, gewischt und die Spülmaschine eingeräumt. Manchmal hat er die Rosen vor dem Haus gegossen, aber das war es auch.«

»Er hat sie wirklich geliebt«, sagte ich.

»Aber selbst dann kannst du nicht mit der anderen Person sterben.«

Aus alter Gewohnheit hatte ich das Bedürfnis, Egon in Schutz zu nehmen, sagte aber nichts, sondern ließ meine Mutter weiterreden. »Es wurde erst besser, als er weggezogen ist«, sagte meine Mutter. »Erst da ist sein Gesicht wieder lebendig geworden.« Der erstarrte Zug um seine Augen sei verschwunden. Er habe wieder angefangen, Dinge schön zu finden. Er habe zwar nie wieder eine Frau kennengelernt, aber er habe ihr, meiner Mutter, immerhin wieder ins Gesicht schauen können. Meine Mutter seufzte. »Das war überhaupt das Schrecklichste für mich: dass er mich nicht mehr richtig anschauen konnte.«

»Aber warum?«, fragte ich und meinte mit dieser Frage so viel mehr, als meine Mutter mir würde beantworten können.

»Weil ich Martha so ähnlich sehe«, sagte sie. »Es hat ihn innerlich umgebracht, sie in mir zu sehen.«

Ich dachte an meinen Traum – daran, wie ihre Pupillen immer wieder zur Seite weggeglitten waren, wie sie mich einfach nicht hatte ansehen können. War das so etwas wie der Fluch unserer Familie?

»Wie war das für dich damals?«, fragte ich. Es war das erste Mal, dass ich sie das fragte, und plötzlich schämte ich mich dafür.

»Es war richtig schlimm«, sagte meine Mutter. »Aber ich habe weitergelebt, weißt du? Das habe ich mir nicht nehmen lassen.«

Und dann sah ich es: Am Himmel erschien ein schneller, weißer Strich, wie die Spur eines Düsenjets, nur heller und schneller, dann verschwand er sofort wieder. Ich hatte nicht einmal Zeit, mir etwas zu wünschen. Trotzdem spürte ich, wie leichte, weiche Freude in mir aufstieg. *Meine erste Sternschnuppe!* Ich hatte wirklich eine Sternschnuppe gesehen! *Egon hätte sich so für mich gefreut.*

Im Nachhinein überlegte ich, was so besonders daran gewesen war. Ich meine, ich hatte ja auf YouTube schon Sternschnuppen gesehen. Aber das hier war echt gewesen, und ich hatte es mit meinen eigenen Augen gesehen: einfach nur irgendein Mensch in der Nacht, der sich über ein kurzes helles Licht freute.

Plötzlich hörte ich mich diese eine Frage stellen, die ich all die Jahre hatte stellen wollen: »Wieso hast du mich damals eigentlich mit Egon allein gelassen?«

Sie zögerte mit der Antwort. Ich konnte sie richtiggehend vor mir sehen, wie sie die Sitzposition in ihrem espressofarbenen Sessel veränderte, vielleicht kurz an ihrem Handgelenk an ihrem eigenen Parfüm schnupperte. »Du warst zehn«, sagte sie schließlich langsam. »Und ich hatte gerade dieses Studium angefangen. Ich habe mich da so reingestürzt. Es war eine neue Welt, weißt du? Es war so unfassbar wichtig für mich, mich weiterzuentwickeln.«

»Okay«, sagte ich trocken. Die Enttäuschung ließ meinen Hals ganz eng werden.

»Ich hatte überhaupt keine Zeit mehr«, sagte sie. »Ich wusste nicht, wie ich das mit dir schaffen sollte. Ich wollte, dass jemand für dich da ist.«

Ich dachte an ihre Pupillen in meinem Traum, wie ihre Augen immer wieder weggeglitten waren. Sie hatte mich nicht sehen können, weil sie woanders hingeschaut hatte, ihr Blick war einfach fortgezogen worden.

»Ich glaube, du wolltest dich befreien«, sagte ich und meine Stimme klang, als würde jemand sie zusammendrücken. »Du wolltest etwas Neues, so wie Egon was Neues wollte. Du hast dich so selten bei mir gemeldet.«

»So kann man das nicht sagen«, sagte meine Mutter. »Als ob ich nur etwas Neues gewollt hätte! Es ging ja auch ums Finanzielle, verstehst du das nicht? Ist ja nicht so, als hätte dein Vater irgendetwas beigetragen, ich meine *irgend*etwas. Damals hatte er ja nicht mal einen Job.«

»Dafür kann ich ja nichts«, sagte ich stur.

»Es tut mir leid«, sagte meine Mutter. »Romy. Wirklich. Es tut mir leid.«

Dass sie mich bei Egon gelassen hatte, hatte sich für sie ausgezahlt. Sie hatte vom sozioökonomischen Aufstieg geträumt, und er war ihr geglückt. Sie verdiente gut. Sie war angesehen in ihrem Beruf. Sie hatte Egon finanziell unterstützt, mich ebenso, aber sie war nicht da gewesen, und das sagte ich ihr auch: »Du warst plötzlich einfach nicht mehr für mich da. Ich hatte immer das Gefühl, dass du mich gar nicht mehr sehen willst.«

»Aber das stimmt nicht!«, sagte sie sofort. Ich hätte mich nach dem Einzug bei Egon nur so verändert, es sei ihr vorgekommen, als wollte ich mit ihr nichts mehr zu tun haben.

»Wollte ich auch nicht.«

»Weißt du was, irgendwie verstehe ich das sogar«, sagte meine Mutter, und ich glaube, nur weil sie genau diesen Satz sagte, verschwand die Distanz zwischen uns. Ich hatte ihr gesagt, was ich wirklich dachte, und sie hatte es gehört. Nun hatte sie zumindest die Chance, mich zu sehen, ich hatte ihr in den letzten Jahren ja nicht mal die Chance gegeben.

Danach fühlte ich mich viel leichter als zuvor. Ich beendete das Telefonat und ging zurück zu den anderen. Jakob lag immer noch an derselben Stelle, ich ließ mich wieder neben ihn auf den Boden sinken und blickte ihn vorsichtig von der Seite an. Er hatte mir gestern gesagt, dass er es scheiße fand, wie bereitwillig ich mein Leben aufs Spiel setzte. Ich war so sauer gewesen, als er das gesagt hatte, und vielleicht hatte er es nicht optimal ausgedrückt – ohne Sandwichtechnik, bei der zwischen zwei Komplimenten ein Kritikpunkt eingequetscht worden war –, aber er hatte mir zumindest die Chance gegeben, ihn zu sehen. Er hatte es so empfunden, und er hatte es mir so gesagt. Ich spürte sowohl die Nähe als auch den Abstand zu ihm, unsere Schultern berührten sich nicht, aber irgendwann neigte er den Kopf zu mir und flüsterte mir ins Ohr: »Sollen wir später noch ein paar Snacks an der Tankstelle holen?«

»Wie können wir eigentlich echte Sternschnuppen von Weltraumschrott unterscheiden?«, fragte Kathleen plötzlich.

»Wahrscheinlich gar nicht«, sagte Lola. »Wir müssen pragmatisch bleiben. Verglühender Weltraumschrott ist bestimmt auch schön.«

Ich dachte: *Wir sind einfach nur ein paar Leute im einundzwanzigsten Jahrhundert, die sich von der Natur überwältigen lassen wollen, wir wollen keinen Weltraumschrott, wir wollen einfach nur echte Sterne.* Zumindest ich wollte das: dass die Welt noch Geheimnisse und Rätsel hatte, ich wollte eine schöne, verwunschene Welt ohne Mikroplastik und Weltraumschrott. Dann hätte ich zwar auch kein Internet gehabt, aber daran dachte ich in diesem Moment gar nicht. Ich versuchte auch zu verdrängen, dass Jakob morgen fliegen würde und dass ich die Taube bald freilassen müsste. Allerdings konnte ich im Zuge des Versuchs, nicht daran zu denken, richtig spüren, wie sich ihre weiche Schnabelspitze sanft zwischen meinen Fingern auf und ab bewegte.

Irgendwann bestimmte Lola, dass wir uns wie ein Kreuz hinlegen sollten, damit auch wirklich jede Himmelsrichtung abgedeckt war und wir keine zukünftigen Sternschnuppen verpassen würden. Jetzt lagen Jakob und ich im Neunziggradwinkel zueinander.

»Wann geht dein Flieger morgen noch mal?«, fragte ich.

»Zehn Uhr fünfzehn.«

Ich drehte den Kopf in seine Richtung. »Wie schön, dass du trotzdem mitgekommen bist.«

»Konzentriert ihr euch bitte mal?«, sagte Lola. »Wir müssen wirklich genau aufpassen, wenn wir alle Sternschnuppen sehen wollen.«

»Konzentriere dich doch einfach auf deine eigene Himmelsrichtung«, sagte ich. »Wir kriegen das schon hin.«

»Da!«, rief Kathleen. »Da war eine total große mit einem langen Schweif. Habt ihr die gesehen?«

Drei Leute im Dunkeln schüttelten synchron den Kopf.

»Aber genau das meine ich!«, sagte Lola dann und drehte sich auf die Seite. »Ihr könnt nicht einfach denken, dass –«

»Das sieht voll gut aus, wenn du so daliegst!«, sagte ich, um Lola zum Schweigen zu bringen. »Soll ich ein Foto von dir machen?«

Sie warf sich sofort in Pose. Ihr Haar fiel wunderschön über ihre Schultern, als würde es von einer kleinen Welle hochgehoben, und sie sah sogar glücklich aus.

Als wir schon eine Weile so gelegen hatten und die feuchte Kälte der Erde langsam zu uns hochkroch, sagte ich: »Jakob und ich holen noch ein paar Snacks an der Tankstelle.«

Jakob stand sofort auf, er schien dankbar für meine Intervention zu sein. Unsere Schritte machten knirschende Geräusche auf dem Kiesweg, und Jakob sagte: »Das war gut mit Lola vorhin.«

»Danke, danke«, sagte ich und tat so, als würde ich einen Hut lüften, obwohl ich im echten Leben niemanden mehr kannte, der das machte. Es trug ja auch niemand mehr einen Hut. Egon hatte es manchmal getan, aber natürlich nur, wenn er rausging, und er hatte ja die letzte Zeit kaum mehr die Wohnung verlassen.

Während wir uns halb blind durch den Park vorantasteten, spürte ich, dass einige Augenpaare auf uns gerichtet waren, Augenpaare, die wir niemals zu Gesicht bekommen würden. Manchmal meinte ich auch, kleine Füße zu hören oder ein fernes Schaben unter Blätterhaufen. Ich wollte Jakobs Hand nehmen, und irgendwann machte ich es einfach. Sie war warm und fest, und ich wurde sofort traurig. Es war so schön, mit ihm durch die Dunkelheit zu laufen, auch wenn keiner von uns etwas sagte. Ich fühlte mich sicher mit ihm, wusste aber nicht genau, warum.

An der Tankstelle kauften wir Chips und Erdnüsse, und auf dem Rückweg sagte er es endlich: »Tut mir echt leid wegen gestern.«

»Mir tut es auch leid«, sagte ich. »Mein Leben geht dich schon was an. Also, wenn du magst.«

»Okay, cool«, sagte er.

»Ja, und danke fürs Essenvorbeibringen und Taubenfüttern und alles«, sagte ich. »Du hast mir echt geholfen.«

»Das klingt wie ein Abschied«, sagte er. »Als wäre jetzt alles vorbei.«

Ich sah auf den Boden. »Ich weiß nicht, wenn du morgen fliegst, müssen wir uns ja irgendwann verabschieden, oder?«

»So weit weg ist London ja auch wieder nicht«, sagte Jakob. »Ich kann bestimmt ab und zu kommen. Und wir können telefonieren.«

»Hm«, sagte ich. Ich wünschte mir, dass jemand mir mit den

Fingerspitzen den Nacken hinauffuhr, in einer leichten, kaum merklichen Berührung.

Wir gingen weiter an der Straße entlang, die zum Park führte, neben uns warfen Autos kegelförmiges Licht auf den Asphalt. Ich dachte an Egon und daran, dass ich es nicht geschafft hatte, mich richtig von ihm zu verabschieden, und in mir zog sich alles zusammen. Wie verabschiedete man sich eigentlich richtig? *Vielleicht, indem man einfach ehrlich ist,* dachte ich. Man war ehrlich, und man wünschte Leuten eine gute Reise.

»Es war echt schön für mich, dass du da warst«, sagte ich erneut. »Es hat mir wirklich viel bedeutet.«

»Ich habe nicht mitgezählt, Romy, aber du hast dich mittlerweile schon *echt* oft bei mir bedankt«, sagte Jakob. »Du kannst jetzt wirklich mal damit aufhören, ich habe das alles gern gemacht.« Wenn ich in mich hineinhörte, merkte ich allerdings, dass ich gar nicht aufhören wollte damit, ich wollte *weitermachen,* ich war mit dem Bedanken noch gar nicht fertig.

Jetzt waren wir wieder am Rande des Parks angelangt, es wurde dunkler und kälter, der Himmel wirkte plötzlich ganz hell im Vergleich. Und dann erzählte ich ihm davon, wie ich mich selbst hatte springen sehen. Ich hatte es nicht geplant, es passierte einfach so, weil ich mich sicher fühlte. Ich wollte einfach nur etwas teilen, weil es mir passiert war, weil es Teil meines Lebens war, ich wollte es nicht zu den unsagbaren Dingen ablegen, aber ich erwartete mir keine besondere Reaktion, ich schaute auf den Boden, und plötzlich spürte ich Jakobs Hände an meinen Schultern. Energie pulsierte durch meinen Körper, ich hob den Kopf, er fragte: »Darf ich dich küssen, obwohl ich morgen wegfliege?«

»Aber nur ganz kurz«, sagte ich, und Jakob sagte: »Alles andere wäre unverantwortlich.«

Ich legte meine Arme auf seinen Rücken, genau zwischen die Schulterblätter, seine Lippen auf meinen fühlten sich so an, als habe alles genau so sein sollen, als wäre für einen kurzen Moment alles richtig und als sei dieser Moment wichtig.

Als wir zu den anderen beiden zurückkamen, behauptete Lola steif und fest, sie habe ein Polarlicht gesehen und wir seien totale Loser, weil wir es verpasst hatten. »Es war so schön!«, sagte sie. »Unfassbar schön, ihr könnt euch das nicht vorstellen.«

»Wisst ihr, was ich letztens gelesen habe?«, fragte Kathleen in dem erkennbaren Versuch, den Frieden in unserer kleinen Gruppe zu bewahren. »Vor ein paar Jahren sind vierzig Starlink-Satelliten in einem Sonnensturm verglüht! Einfach so! Krass, oder?«

Ich war innerlich bereits komplett darauf vorbereitet, dass nun wieder ein Elon-Musk-Witz auf meine Kosten folgen würde, aber Lola sagte nichts. Ich sah nur, dass ihre Nasenflügel leicht bebten, ihre Lippen öffneten sich bereits einen Spalt, aber dann schloss sie sie wieder.

»Heftig«, sagte ich und meinte die Satelliten. »Was für eine Kraft die Sonne hat!«

Ein wenig später kam das Gespräch aber doch noch einmal zurück auf meinen Horrortrip.

»Du warst so lustig auf Drogen«, sagte Kathleen, und ich sah, dass Lola das Gesicht verzog, sie wurde gerade vom Display ihres Handys angeleuchtet.

»Aber das eigentlich Krasse ist«, sagte ich und verschränkte die Arme vor der Brust, »das eigentlich Krasse ist, dass Jakob die ganze Zeit danach noch geglaubt hat, ich wäre gerade auf Drogen.«

»Hast du das?«, fragte Kathleen überrascht.

»Sie hat einfach so durcheinander gewirkt!«, verteidigte Jakob sich.

»Aber das ist ja genau das Absurde!«, rief ich. »Ich war so durcheinander wegen der *Realität*, nicht wegen etwas, das ich mir eingebildet habe!«

»Ja, die Realität ist insgesamt ein bisschen krass geworden«, sagte Kathleen.

»Oder sie war schon länger krass, nur haben wir es nicht so deutlich gesehen«, sagte ich.

Lola fing an zu lachen, mir war allerdings nicht ganz klar, warum, so witzig war es auch wieder nicht.

15

Am Morgen, als Jakob flog, nahm ich das Handtuch über dem Taubenkäfig weg und sah, dass die Taube riesige Pupillen hatte und extrem vercheckt aussah. Sonnenstrahlen fielen in ihren Käfig, sie machte ein paar langsame Schritte, um näher am Licht zu sein, und da erst entdeckte ich die winzig kleinen Federn, die überall im Käfig lagen. Unsere Taube war offensichtlich in der Mauser; sie verlor ihre alten Federn, die durch neue ersetzt wurden. Egon hatte mir einmal erzählt, dass Tauben sich das ganze Jahr über ein bisschen mauserten, nicht einmal ganz stark, damit sie immer flugfähig blieben. Aber in manchen Phasen sah man ihnen eben doch an, dass ihr Körper gerade stark mit dem Austausch des Gefieders beschäftigt war.

Sogar im Futternapf unserer Taube lagen kleine weiche Flaumfedern in Weiß und Grau. Vorsichtig nahm ich sie heraus und sammelte sie in meiner Handfläche. Die Taube sah mir dabei zu, und als ich bereits einen kleinen Haufen zusammenhatte, pickte sie behutsam eine Feder nach der anderen an und legte sie zurück in den Käfig.

Es waren *ihre* Federn, und ich hatte versucht, sie ihr wegzunehmen. Die Taube stand auf einer Werbung für einen Aktivurlaub in Ligurien und sah mich aus bernsteinfarbenen Augen entschlossen an, die Flaumfedern schwebten leise neben ihr nach unten wie langsam fallender Schnee, und ich wusste, dass ich niemals wirklich verstehen würde, was in ihrem kleinen Kopf vorging. Ich hatte keine Vorstellung davon, was sie sich dachte, was sie empfand, wie sie sich ihr Leben erklärte: erst irgendwann aus einem Ei geschlüpft und von Taubeneltern mit riesigen runden Augen gefüttert worden, fliegen gelernt, krank geworden, und plötzlich waren wir gekommen, sie hatte sich an unsere Stimmen und unsere Hände gewöhnt, und jetzt war sie hier, ganz nah bei uns. Sie war warm, sie kannte und herzte uns, aber eigentlich gehörte sie ganz woanders hin, zu anderen Tauben, in die Luft, sie wollte frei sein, wir alle wollten frei sein, und für mich gehörten Liebe und Freiheit auch irgendwie zusammen.

Ich traf Jakob am Flughafen. Überall um uns herum Schritte, das Geräusch von Rollkoffern, Lautsprecherdurchsagen, Menschen, die vorsichtig gehen mussten, damit ihr Kaffee nicht aus dem To-go-Becher schwappte, keine Ahnung, woher sie kamen, keine Ahnung, wohin sie gingen.

Jakob hatte seine Koffer schon aufgegeben und trug nur noch einen Rucksack, man sah ihm nicht an, wie lange er wegbleiben würde. Ab und zu fasste er mit der Hand an einen der Rucksackgurte, es war eine große, schöne Hand mit langen Fingern, und ich dachte mir: *Ich will mir auf jeden Fall merken, wie seine Hand ausschaut*. Wahrscheinlich hoffte ich bis zum Schluss, dass er doch dableiben würde. Vielleicht war es sogar eine Art Test für mich: *Bedeute ich dir was? Würdest du für mich dableiben?* Ich wollte so gern, dass er sich vor der Sicherheitskontrolle umdrehen und sagen würde: »Ich weiß überhaupt nicht, was ich hier mache, ich kann doch nicht einfach wegfliegen!« Auf der anderen Seite wollte ich auf keinen Fall, dass er meinetwegen hier blieb. Ich wollte, dass er frei war.

Vor der Sicherheitsschleuse blieb er stehen. »Es war echt schön, dich kennenzulernen, Romy.« Die Art, wie er es sagte, war irgendwie ganz nah an mir dran, fast zu nah, so, als würde er es mir ins Ohr flüstern, dabei redete er ganz normal.

»Gleichfalls«, sagte ich. Mein Herz schlug schnell und heftig gegen meinen Brustkorb.

»Ja, dann«, sagte er.

»Ja, dann«, echote ich.

»Ich werde dich vermissen«, sagte er, und ich wusste da schon, dass ich noch ganz oft an diesen Moment denken würde, und aufschreiben würde ich ihn auch. Ich roch noch einmal an seinem Pullover, um seinen Geruch nicht zu vergessen.

»Romy?«

»Ja?«

»Was machst du da?«

»Ich speichere deinen Geruch in meiner Erinnerung«, sagte ich. »Etwas anderes bleibt mir ja nicht übrig!«

Wir umarmten uns, und ich versuchte, mir genau zu merken, wie es sich anfühlte: seine Hand auf meinen Schulterblättern; die plötzliche Hitze auf meiner Haut, die Schwere, das Gefühl, mit etwas Wichtigem verbunden zu sein. Als wir die Umarmung lösten, blieb sein Gesicht so nah vor meinem, dass ich die Luft, die er ausatmete, als schwachen Strom auf meiner Wange spürte.

»Darf ich dich küssen?«, rutschte es aus mir heraus.

Seine Augen wurden kurz ein wenig heller, als wäre ein Lichtreflex daraufgefallen. »Aber nur kurz.«

Im nächsten Moment sagten wir gleichzeitig: »Alles andere wäre unverantwortlich.«

Seine Lippen waren glatt und bewegten sich widerstandslos auf meinen, und ganz kurz fühlte ich mich tief in mir drinnen zuhause. Ein Schweißtropfen rann meinen Rücken hinunter, jede Sekunde wuchs unser Universum um siebzig Kilometer an, und um uns herum bewegten sich die Passagierströme weiter. Wir waren einfach nur zwei Menschen unter vielen, und schließlich lösten wir uns wieder voneinander, und er ging durch die Sicherheitskontrolle.

Hinter der Schranke drehte er sich noch einmal zu mir um

und winkte, ich zwang mich zu lächeln. Als seine Silhouette verschwunden war, blinzelte ich ein paar Mal schnell und schluckte. In einer Art Übersprunghandlung fasste ich in meine Tasche und fand dort die Brotbox, die ich eigentlich Jakob als Snack hatte mitgeben wollen: belegte Brote mit Gurken und Radieschen und ein Schokoriegel. Ich hatte vergessen, sie ihm zu geben. Geistesabwesend nahm ich ein Brot mit Radieschen aus der Box, biss einmal ab und legte es sofort wieder zurück. Ich konnte jetzt nichts essen.

Meine Beine gingen wie von allein durch das Flughafengebäude zur S-Bahn, ich ließ mich auf einen Sitz fallen und atmete so tief durch, dass es sich anfühlte, als würde Wind durch mich hindurchwehen. Ich stellte mir nicht vor, dass ich irgendwo runtersprang, weder absichtlich noch unabsichtlich. Ich stellte mir einfach nur vor, dass ich beim Ausatmen alles losließ, wie Kathleen und ich das beim Yoga immer machten, die Luft strömte durch mich hindurch, und ich dachte: *Ich muss nach Hause.*

Als ich wieder in der WG ankam und ein ungerichtetes »Hallo« in den Flur rief, bemerkte ich, dass meine Stimme zusammengepresst und klein klang. In meinem Zimmer stellte ich mich ans Fenster: riesige bunte Farbflecken, alles verlief ineinander, ich konnte vor lauter Tränen fast nichts mehr sehen, aber ich versuchte trotz allem auszumachen, ob ein Vogel vorbeiflog, vielleicht eine Taube. Irgendwann holte ich mir Stift und Papier und versuchte erneut, Egon zu schreiben oder wenigstens: alles aufzuschreiben, was in der letzten Zeit so passiert war, aber die Verbindung zwischen meinen Gefühlen und meiner Sprache war immer noch gestört, mir fiel kein einziges Wort ein, das gepasst hätte.

Gedankenlos begann ich, eine Taube zu zeichnen. Sie hielt den Kopf nach unten und suchte nach Körnern, die es in der Stadt nicht gab; sie bestand aus vielen kleinen Strichen, so als könne sich die Taube jederzeit auflösen. Und dann fiel mir plötzlich Zausel ein. Ich hatte ja Zausel ganz vergessen. Mir wurde abwechselnd kalt und warm; sofort stand ich auf.

In einem Laden für Tierfutter kaufte ich ein paar Säcke Taubenfutter und in einem Supermarkt noch ungesalzene Erdnüsse und überbrachte Zausel anschließend sein Erbe. Ich musste nicht lange in Egons Wohnung auf ihn warten, Zausel landete innerhalb weniger Sekunden auf dem Fensterbrett. Ich glaube, er hatte sich angewöhnt, auf einem nahe liegenden Häuserdach zu warten und die Wohnung zu beobachten. Die Silhouette einer Taube kam in rasender Geschwindigkeit auf mich zugeflogen: wie ein Pfeil in der Luft, der Schnabel als Luftdurchbrecher. Mit seinem routinierten Hopser betrat Zausel das Fensterbrett; falls er Egon vermisste, konnte ich es ihm jedenfalls nicht ansehen.

Ich zeigte ihm die Säcke mit Taubenfutter, er blickte mich zweifelnd an. Dann türmte ich Erdnüsse in meiner Handfläche auf, und Zausels Pupillen weiteten sich. Eilig fing er an zu picken, ich konnte die Erdnüsse in seinem Hals aufeinanderschlagen hören. Eine Erdnuss für gute Tage, eine für schlechte Tage, eine für gute Tage. Es war so unfassbar befriedigend, einer Taube eine Freude zu machen. Ich verstand wirklich, warum Egon so besessen gewesen war davon.

Wir würden Egons Wohnung bald auflösen, hatte meine Mutter beschlossen, und ich hatte mich ihrer Entscheidung ergeben. Ich wusste, dass wir es nicht anders machen konnten, aber ich wollte die Wohnung auch nicht vergessen, genau genommen wollte ich überhaupt nichts vergessen. Ich ging noch einmal durch alle Räume und machte ein Video, während Zausel im Hintergrund weiter Körner vom Fensterbrett pickte.

Danach klingelte ich bei Egons Nachbarin, die mir früher die Karamellbonbons geschenkt hatte, und erklärte ihr die Lage. Die Augen der Nachbarin wurden immer größer, während ich redete, und als ich sagte: »Und jetzt hat Zausel eben hundert Euro von

Egon geerbt, er war halt seine Lieblingstaube, und wir bräuchten jemanden, der ihm das Futter gibt, sonst kann er das Erbe ja nicht antreten«, verengten sich ihre Augen vor Lachen abrupt zu schmalen Schlitzen.

Ich nahm sie mit in Egons Wohnung, die Nachbarin schaute sich den pickenden Zausel an und sagte: »Süß.« Mir fiel ein Stein vom Herzen. Ich sagte, dass sie versuchen könne, ihn an ihre Hand zu gewöhnen, und dass er nach und nach lernen sollte, ihr Fensterbrett anzufliegen anstatt das von Egon. Am liebsten hätte ich Zausel natürlich beigebracht, zu mir in die WG zu fliegen, aber ich wusste echt nicht, wie ich das hätte machen sollen. Tauben waren ja normalerweise sehr standorttreu. Zum Abschied bekam ich von der Nachbarin ein Karamellbonbon geschenkt, als sei ich immer noch elf Jahre alt, und kurz fühlte ich mich gut, so, als hätte ich ein schwieriges Rätsel gelöst und einer Taube Glück und ewigen Wohlstand beschert.

Aber sobald ich daheim war, wurde ich wieder ganz kraftlos. Jakob schrieb: *Bin gut gelandet* ❤. Ich fühlte nichts. Ich saß auf dem Fensterbrett und sah so lange nach draußen, bis sich die Dämmerung langsam über die Stadt legte, ein stundenlanges leuchtendes Hinübergleiten.

Irgendwann kam Kathleen ins Zimmer, ohne zu klopfen, stellte sich hinter mich und sah ebenfalls aus dem Fenster.

»Ich glaube, ich werde immer ohne Liebe leben«, sagte ich. »Irgendetwas wird immer passieren, sodass alles immer verschwindet, sobald ich es anfassen will.«

»Ach, Romy«, sagte Kathleen. »Das ist doch Quatsch.«

»Ja, bestimmt ist es Quatsch«, sagte ich. »Aber es ist auch mein Leben.«

»Du wirst geliebt«, sagte sie. »Auch wenn es sich vielleicht nicht so anfühlt.«

Sie sagte nicht: »Jemand liebt dich«, sondern »Du wirst geliebt«, und so stellte ich mir vor, dass mich vielleicht eine einzelne Wolke liebte oder ein Kieselstein im Fluss; etwas, dessen Existenz ich nicht einmal richtig bemerkt hatte. Irgendwie machte es mich wütend.

Plötzlich tauchte Zausel vor meinem inneren Auge auf: leicht zerrupft, wie immer, sein Hals schillerte stark dunkelgrün, er sah mich an, ohne zu blinzeln, er hatte die freundlichsten Augen der ganzen Welt. Hocherhobenen Hauptes stand er auf unserer Fensterbank und schaute mich ganz ruhig an, seine Augen in Form von roten Planeten, und wenn ein Windstoß kam, hoben sich seine Federn ganz leicht an und die Taube wurde sanft vom Wind verweht.

Zausel ist auch allen egal, dachte ich. Er war die weltbeste Taube, aber undercover. Niemand außer uns und ihm selbst wusste davon. Er schaute mich so lange durchdringend an, bis ich dachte: *Aber was, wenn es darum geht, dass ich selbst etwas liebe?*

Im nächsten Moment flog Zausel eilig davon. Er war eine viel beschäftigte Taube und hatte sein eigenes Leben. Ein Blick in die Richtung, in die er fliegen wollte, ein schneller Entschluss, ein Flügelstoß, und er war auf und davon, bis er von Weitem nur noch eine Taube unter vielen war.

Manchmal fragte ich mich das wirklich: *Würde ich Zausel in der Stadt überhaupt erkennen?* Ich wollte es gern von mir glauben, aber die Wahrheit war, dass Zausel mich zuerst erkennen und sich mir dann auf seine spezielle Zausel-Art würde nähern müssen. Erst dann könnte ich mir sicher sein, dass es sich wirklich um ihn handelte – eher anhand seines Verhaltens als anhand seines Aussehens. Es gab viele grau gemusterte Tauben mit weißem Rücken in der Stadt, deren Hals grün schillerte.

»Yoga?«, fragte ich.

»Jup«, sagte Kathleen. »Aber können wir was ganz Ruhiges machen, vielleicht Meditation? Wegen meinem Arm?«

Wir legten die Matten aus Versehen so eng nebeneinander, dass wir ständig aneinanderstießen, es war witzig, die Yogafrau sagte: »Spürt, welche Teile eures Körpers den Boden berühren, spürt die Schwerkraft«, und ich zählte für mich im Kopf alle Dinge auf, die mich in der letzten Zeit geerdet hatten: Kathleen, die Taube, Jakob, natürlich Jakob, aber nicht nur, es waren auch Sonnenuntergänge gewesen, der Fluss und vielleicht die kurzen Momente, in denen ich mich gut mit meiner Mutter verstand. Ich musste auch an den Abend nach dem Taubenentschnüren denken, als der Himmel in allen erdenklichen Farben geleuchtet hatte, je nach Himmelsrichtung andere Farben, und Jakob nicht gegangen war, obwohl er hätte gehen können. Es war eine schöne Erinnerung, die zugleich traurig war. Auch Liebe fiel nicht in einen Schwarz-Weiß-Bereich, sondern in ein kaleidoskopartiges Spiel zwischen Licht und Schatten. Jakob hatte mir etwas bedeutet, nur deswegen spielte es eine Rolle, wenn er fort war. Die Möglichkeit, alles wieder zu verlieren, war der Schatten, den die Liebe warf, aber der Schatten gehörte eben fest zum Objekt dazu. Nur weil Jakob mir etwas bedeutete, konnte ich ihn verlieren.

»Stell dir vor, Lola hat mir einen Brief geschrieben!«, sagte Kathleen. »Sie hat so viele schöne Sachen geschrieben, das glaubst du nicht!«

Eifrig begann sie aufzuzählen: Lola fand toll an Kathleen, dass sie so aktiv und zupackend war; dass man alles mit ihr unternehmen konnte, dass sie Lola einmal verteidigt hatte, als sie wegen ihrer Brille gemobbt worden war (ich hatte Lola übrigens noch nie mit Brille gesehen), und dass sich Lola immer auf Kathleen verlassen konnte.

»Süß, oder?«, fragte Kathleen.

Ich verriet ihr nicht, woher Lola die Idee zu diesem Brief hatte, das würde mein Geheimnis bleiben.

16

Einige Tage später flog ein Flugzeug donnernd über mich hinweg und füllte meinen ganzen Körper mit diesem Dröhnen, und für einen Moment schien mir alles ausgelöscht, ich bestand nur noch aus diesem dumpfen Geräusch. Es war merkwürdig entspannend, ich musste an gar nichts mehr denken. Ich lehnte mich aus dem Küchenfenster, schloss die Augen, atmete tief ein, und dann war der Augenblick schon wieder vorbei: Stille statt Flugzeuglärm, sofort kam der Druck in meinem Kopf zurück. Heute war der Tag, an dem wir die Taube freilassen würden, und ich sagte mir immer wieder vor: *Komm einfach mal klar, Romy, sie muss frei sein, wir alle wollen frei sein.*

Die Bedingungen waren perfekt. Das Wetter sollte die nächsten Tage mild bleiben. Die Taube war gesund und gut ernährt, sie wog nun dreihundertfünfzehn Gramm, und die Federn, die sie durch die Mauser verloren hatte, waren mittlerweile nachgewachsen. Erst hatten sich die Federkiele gebildet. Durch sie hindurch waren die Federn hindurchgeschoben worden wie durch ein Rohr und hatten eine Zeit lang als kleine Puschel oben aus dem Holm hervorgespitzt, bis sie schließlich eine normale Federform angenommen hatten. Die Nasenwarze unserer Taube war nun vollständig weiß; ihr Hals schillerte in Grün und Pink; sie war vor unseren Augen erwachsen geworden.

Jetzt saß die Taube auf dem Kühlschrank und starrte zum offenen Fenster hinter mir: zehn Grad, ein verhangener Vormittag mit tiefer Wolkendecke; im Hintergrund Häuserdächer und blätterlose Bäume mit Zweigen, die sich in den Himmel reckten. Ich streute ein paar Körner auf die Fensterbank, damit sie verstand, dass es hier, auf der Fensterbank, Futter gab, und vielleicht irgendwann wiederkommen wollte. Dann ging ich vom Fenster weg, damit die Flugbahn frei war für die Taube, und setzte mich zu Kathleen auf die Küchenbank. Sie legte einen Arm um mich, und mein Herz klopfte so schnell, dass sie es bestimmt durch meine Schulter spürte.

Die Taube saß immer noch auf dem Kühlschrank. Schließlich ging ein Ruck durch sie, sie legte die Federn glatt an und flog zum Fenster. Ich war mir so sicher, dass sie nun als kleiner grauer Schatten in den Himmel verschwinden und wir nur noch ihr Flügelschlagen hören würden. Aber sie flog nicht hinaus. Sie landete grazil auf dem Fensterbrett, mit dem Gesicht zu Kathleen und mir, und starrte uns von dort aus an, ohne sich zu bewegen. *Vielleicht will sie sich unsere Gesichter noch einmal einprägen*, dachte ich. Oder sie verabschiedete sich auf ihre Weise – mit ihrem kreisrunden, bernsteinfarbenen Blick, in den ich immer so viel hineininterpretiert hatte. Sie stand sehr lange so da, vielleicht zwei Minuten. Kathleen und ich saßen regungslos auf der Küchenbank.

»Du kannst jederzeit zu Besuch kommen«, sagte Kathleen irgendwann.

Jetzt begann die Taube wieder, sich zu bewegen, pickte nach ein paar Körnern und zuckte zusammen, als draußen ein Vogel vorbeiflog. Offenbar machte es ihr Angst, dass sie nun nicht mehr durch eine Fensterscheibe von der Welt getrennt war, sondern ganz nah dran an allem. Hastig flog sie in unsere Richtung und landete erneut auf dem Kühlschrank.

Kurz hatte ich die Hoffnung, dass sie vielleicht bei uns bleiben wollte, dass sie vielleicht doch irgendwie an uns hing; aber dann tauchte eine fremde Taube am Fenster auf. Die fremde Taube erfasste die Lage schnell: Bei uns lagen Körner. Souverän enterte sie das Fensterbrett und begann sofort zu picken. Da vergaß sich unsere Taube und flog zu ihr, ohne Zögern, ohne Zweifeln. Dieser fremde Vogel würde ihre Körner auf keinen Fall bekommen, stand in ihr kleines Gesicht geschrieben. Die andere Taube hüpfte wieder nach draußen, und unsere Taube stand nun erneut am Fensterbrett.

Dieses Mal schaute sie in die Wolken und über die Dächer, die ganze Welt war in ihren Augen. Das wusste ich, obwohl ich es nicht sah. Ein kühler Wind wehte zu uns hinein, und unsere Taube machte einen Satz nach draußen – eine Laune, ein Entschluss, ein einziger, leichter Hüpfer. Sie blickte sich nicht mehr zu uns um.

Kathleen und ich stürzten ans Fenster, um zu sehen, wo sie war, was sie machte. Sie ging auf unserem Vordach hin und her, dann hob sie ab. Sie flog eine riesige, wunderschöne Kurve quer durch unsere Häuserschlucht, als hätte sie nie etwas anderes getan.

In diesem Moment war ich so glücklich und so unglücklich wie noch nie zuvor in meinem Leben, beides gleichzeitig, mein Atem blieb in meinem Hals stecken, ich bekam kaum Luft.

Die aufgefächerten Schwanzfedern der Taube hatten an den Seiten einen weißen Streifen, das war das Auffälligste. Ihre bernsteinfarbenen Augen sah man aus der Luft nicht, ebenso wenig den weißen Sprenkel vorn an der Brust. Die Taube flog diese weitläufige, elegante Kurve, und dann hörte ich eine Art metallisches Plumpsen – sie war ein paar Meter weiter auf unserer Regenrinne gelandet, direkt neben – zu meiner größten Überraschung – Klecks. Klecks, die brutalste Taube von allen, der so territorial veranlagt war, dass er normalerweise alles in seiner unmittelbaren Umgebung weggurrte und wegbiss. Beide standen nebeneinander und sahen harmonisch aus. Dann flogen sie zusammen weg. Aus der Ferne hörte ich eine Autotür zuschlagen.

»What the fuck?«, sagte Kathleen. »Ist sie jetzt echt mit Klecks weggeflogen?«

»Vielleicht kennen sie sich von früher«, sagte ich.

»Oder sie ist das Kind von Klecks«, sagte Kathleen. »Ich meine, würde ja passen, er hat einen weißen Fleck auf dem Kopf und unsere Taube einen auf der Brust.« Dann sagte sie: »Oh nein! Nicht weinen!«

Ich spürte Tränen meine Wange herunterlaufen, aber ich war so sauer auf mich, dass ich weinte, am besten Tag im Leben unserer Taube.

»Sie kommt bestimmt wieder«, sagte Kathleen, und ich sagte: »Bestimmt«, aber ich glaubte nicht daran.

»Ich hätte gedacht, dass sie sofort wegfliegt«, sagte Kathleen. »Aber sie hat uns ganz lange angeguckt.«

Am Vormittag wartete ich ein paar Stunden vor dem Fenster. Keine Taube weit und breit. Irgendwann musste ich los, zu meiner Schicht, und auf dem ganzen Weg sah ich nur Vögeln nach, ich schaute auf ihre Rückenzeichnung, auf ihre Augenfarbe. Doch unsere Taube entdeckte ich nirgendwo.

Ich wünschte mir so sehr, dass sie irgendwann bei uns vorbeifliegen würde, aber es hätte mir auch gereicht, wenn mich unsere Taube in einem Moment des Erkennens länger anstarren würde, als würde sie »Hallo« sagen oder »Tschüss« oder »Erinnerst du dich?« oder »Das war ja ziemlich krass mit euch damals«.

Vielleicht war ich im Kopf der Taube aber auch schon zu einer flüchtigen Erinnerung geworden. Sie würde mich zwar weiterhin erkennen – Tauben konnten sich laut Egon ja Gesichter und andere Muster total gut merken –, aber wenn sie mich mal in der Stadt sehen würde, würde sie sich nur denken: *Ah, ist da nicht dieser Mensch mit der gelben Mütze, irgendwoher kenne ich ihn.* Noch bevor sie den Gedanken vollendet hätte, würde eine andere Taube neben ihr eine abrupte Bewegung machen, und sie hätte mich wieder vergessen. Ich wäre einfach nur irgendjemand, den sie mal gekannt hatte, und irgendwann würde ich wieder zu irgendjemandem werden, ohne Relativsatz dahinter, einfach nur irgendjemand.

Am Abend begann die Luft nach feuchtem Laub zu riechen, und ab halb acht war es stockdunkel. Die Nacht war schwärzer als normal; so schwarz, dass die Konturen verwischten und alle Häuser ineinander übergingen. Ich lief durch die Stadt und suchte sie: am Hauptbahnhof, vielleicht schlief sie dort auf einer Anzeigetafel oder in einer Nische an der Außenseite des Gebäudes; ich sah in Regenrinnen nach, in U-Bahn-Stationen und unter Brücken, und natürlich fand ich sie nicht.

Ich wusste auch, dass es überhaupt keinen Sinn hatte, nachts nach unserer Taube zu suchen, wie hätte ich sie auch erkennen sollen? Wenn sie schlief, würde ich ihre bernsteinfarbenen Augen nicht sehen, den weißen Sprenkel auf ihrer Brust auch nicht, und zu mir fliegen würde sie dann natürlich auch nicht, es sei denn, sie wachte plötzlich auf.

Es wehte ein kalter Wind, und beim Gehen rieb der Stoff meines Mantels aneinander und machte schabende Geräusche, die mich an die Taube erinnerten, wenn sie sich putzte.

Irgendwann wurde meine Sehnsucht so groß, dass ich mich auf eine Bank in der U-Bahn-Station setzte und die Feder streichelte, die ich von der Taube aufgehoben hatte. Dann sah ich mir einige Videos von ihr an: die Taube beim Gefüttertwerden, ihre dreieckige, hellrosa Zunge; die Taube, wie sie mit erstaunt aufgerissenen Augen rückwärts flog; wie sie *Krieg und Frieden* von Tolstoi im Regal bekämpfte. Am häufigsten sah ich mir das Video an, in dem die Taube meine Hand so herzte, als wäre ich ihre Partnertaube. Ich konnte ihren kleinen weichen Kopf richtig unter meinen Fingern spüren, als ich die Videos ansah, und dann versuchte ich, mir als Gegenprogramm Jakobs Haut vorzustellen, weil es mir psychologisch gesünder erschien, an einem Menschen zu hängen als an einer Taube. Während ich die Videos ansah, öffneten sich U-Bahn-Türen, Menschen stiegen ein oder aus, Mützen, Schals, Jeans, anonyme Gesichter, aber die Taube blieb auf Film gebannt, sie bemerkte von alldem nichts, eine Ewigkeits-Taube aus Pixeln.

Von draußen wehte ein kühler Wind in die U-Bahn-Station herein, der mich an der Wange streifte und dann wieder verschwand, und ich dachte mir: *Auch dieser Moment wird Teil deiner Geschichte sein, alle Momente sind Teil deiner Geschichte, und Zeit besteht ja eigentlich nur aus einer Abfolge von Momenten,* und für einen kurzen Moment kam ich mir klug vor, aber dann ging auch dieser Moment wieder vorbei.

Drei Wochen hörten und sahen wir nichts von unserer Taube.

Ich hörte nur von Jakob. Er schickte jeden Tag Fotos aus London: Fish and Chips, Sonnenauf- und -untergänge, Sandwiches, Tauben auf Telefonzellen. Darunter erzählte er, was er gemacht hatte. Ich likte seine Nachrichten immer, schrieb aber nie zurück.

Ich schaffte es einfach nicht, mein Leben in Worte zu fassen. Es war wie mit dem Brief an Egon: Immer, wenn ich dazu ansetzte, schmolzen meine Worte, und alles klang pathetisch oder kitschig, als würde ich mit einer fremden Stimme sprechen. Ich wollte aber etwas mit meiner eigenen Stimme sagen, ich wollte mich wenigstens selbst in dem wiedererkennen, was ich schrieb.

Manchmal schickte ich Jakob ein Foto einer Taube oder eines Sonnenuntergangs, irgendetwas, das ich schön gefunden hatte. Er likte die Bilder zurück. *Ich bin nicht wichtig für ihn, sonst wäre er ja nicht gegangen,* dachte ich in einer unendlichen Wiederholung, die schon allein deshalb unendlich war, weil sie nicht auf die Gegenwart bezogen war, sondern auf die Vergangenheit. Es war ein Beat von früher, der sich als Rhythmus über das Jetzt legte, ich merkte es, und ich sagte mir: *Mann, Romy, check's endlich mal, du bist doch kein Kind mehr.*

Zum Thema Taube sagte Kathleen: »Kein Wunder, wenn sie

sich nicht mehr blicken lässt, wir haben sie ja auch gegen ihren Willen gefangen genommen.« Ich sagte: »Kathleen, ich bitte dich«, und Kathleen sagte: »Ich sage nur, wie es ist: Wir haben die Taube gefangen genommen und zwangsgefüttert, das wird sie bestimmt nicht vergessen.«

Tatsächlich vergaß es die Taube nicht. Aber sie kam zurück. Sie kam wirklich zurück.

Es war ein sonniger Herbstnachmittag, einen Tag vor meinem Geburtstag. Ich saß gerade in der Küche und hielt mir eine Tasse Kaffee direkt vor das Gesicht, zarte weiße Dampfschwaden zogen auf und verteilten sich im Raum, sie waren so vorsichtig durchsichtig, dass ich dahinter noch einen Baum mit mittlerweile gelb gefärbten Blättern erkennen konnte. Drinnen und draußen vermischten sich in meinem Kopf, ich dachte an nichts Bestimmtes, als ich draußen ein metallisches Plumpsen und das Schaben von Krallen hörte. Kurz darauf tauchte eine junge Taube mit langem Schnabel und weißem Sprenkel auf der Brust am Fenster auf. Sie ging aufgeregt auf und ab, ihre Augen waren bernsteinfarben.

In diesem Moment löste sich etwas in mir. Ich musste ein paar Mal schnell blinzeln, meine Wimpern kitzelten auf meiner Wange, dann öffnete ich das Fenster. Die Taube machte einen kleinen ungeschickten Hüpfer auf das Fensterbrett, ich sagte: »Mensch, wie geht es dir denn? Wo warst du die ganze Zeit?«, aber die Taube schaute mir nicht in die Augen, nicht so, wie es Zausel immer tat, sondern suchte mit irrlichterndem Blick auf dem Fensterbrett nach Körnern. Als ich ein paar Erbsen, Maiskörner und Sonnenblumenkerne auf meine Handfläche legte, begann sie sofort zu fressen (aber nur die kleinen Körner, die großen sortierte sie aus). Sie machte immer noch diese merkwürdige, überflüssige Drehung mit dem Schnabel, aber sie pickte viel schneller als früher. Leichter Strom schien sie zu durchfließen; sie war viel gestresster, als sie es bei uns gewesen war, die ganze Zeit ging sie eilig auf und ab und schaute immer wieder nach draußen, um zu sehen, ob dort irgendetwas für sie Relevantes vorbeiflog. Ich glaube, sie musste sich immer noch an die Außenwelt gewöhnen.

Als ich sie streicheln wollte, ging sie schnell einen kleinen Schritt beiseite. Einmal sagte sie auch »HUH!«. Offenbar hatte sie sich wieder daran erinnert, dass sie sich von Menschen fernhalten sollte. Oder sie wollte ihre Flauschigkeit für sich behalten.

Aber sie fraß mir weiterhin aus der Hand, und wenn sie gerade richtig damit beschäftigt war, konnte ich sie heimlich streicheln, sie schien es nicht zu merken, oder zumindest störte es sie nicht. Die ganze Taube war weich und warm, und als sie sich nach dem Fressen wieder von mir abwendete und nach draußen schaute, sah ich kleine Atemwolken vor ihrem Schnabel aufsteigen, die kleinsten Atemwolken, die ich jemals gesehen hatte. Im nächsten Moment: ein rascher Entschluss, ein kräftiger Flügelschlag, und sie war wieder weg.

Und plötzlich wusste ich, was ich Egon hätte sagen wollen. Ich konnte die Wörter schon auf meiner Zunge und in meinen Fingerspitzen spüren, und dieses Mal, dachte ich, würde es sogar einfach für mich sein, alles so auszudrücken, wie ich es meinte. Ich setzte mich sofort an den Schreibtisch, öffnete das Dokument mit dem Brief an Egon und begann mit zittrigen Fingern zu tippen.

17

Ich schrieb in der einzigen Sprache, die ich gerade zur Verfügung hatte; vielleicht war sie fragmentarisch, aber anders konnte man sowieso nicht über das Leben schreiben als bruchstückhaft. Am Ende bestand ja alles aus einzelnen Momenten, die nur über die Zeit miteinander verbunden waren, vielleicht auch noch durch geheime innere Linien, aber nicht immer. Manchmal standen Dinge einfach nebeneinander: Schönheit neben Zerstörung, Hoffnung neben Fakten, ein paar Zeilen Text neben der ganzen Zeit, in der wir lebten.

Ich schrieb Egon, wie dankbar ich dafür war, dass ich ihn gekannt hatte, und ich glaube, ich konnte es ihm nur schreiben, weil das, was ich schrieb, meiner momentanen Stimmung entsprach. Ich war so glücklich, dass die Taube lebte und zurückgekommen war. *Endlich mal jemand, der zurückkommt!,* dachte ich. *Sie hätte überall hinfliegen können, aber sie ist zu mir geflogen.*

Danke für alles, Egon, tippte ich. *Danke, dass du mir beigebracht hast, die Welt um mich herum wirklich zu sehen oder zumindest den Teil, den ich mir anschaue, wirklich zu sehen,* korrigierte ich. Vielleicht hatte ich ja nur auf bestimmte Teile geschaut, aber das machte nichts. Sich alles anzuschauen, konnte einen auch leicht überfordern.

Du hast mir beigebracht, mich für die Welt um mich herum zu interessieren, schrieb ich weiter. *Das war dein Geschenk an mich: dass mir nicht alles einfach egal ist.*

Und es stimmte: Er hatte es mir beigebracht, Steine, Gräser,

Blätter, Kräuter, Tiere, Blumen zu lieben – alles, was einfach da war, was niemand bestellt oder gekauft hatte. Und sogar das, wovon ein wenig zu viel da war: Tauben.

Gerade, als ich den Punkt hinter das Wort »Tauben« setzte, klingelte es zum ersten Mal an der Tür. *Bestimmt Post für irgendeinen Nachbarn,* dachte ich und beschloss, es zu ignorieren.

Eigentlich wollte ich Egon alles schreiben, was ich ihm je hatte sagen wollen, doch am Ende erzählte ich vor allem, was passiert war, nachdem er gestorben war. Ich erzählte ihm, wie die Taube zu uns gekommen war, dass ich jemanden kennengelernt hatte, der kurze Zeit später weggezogen war, wie ich mich gefühlt hatte, was ich gelernt hatte; und während ich es aufschrieb, wurde mir klar, wie sehr ich das gebraucht hatte: irgendeine Sprache für mein Leben zu haben. Mir war nicht alles einfach nur passiert, auch wenn es sich oft so angefühlt hatte; ich hatte auch eine aktive Rolle gehabt, und wenn ich mir meine eigene Geschichte erzählte, gelang es mir am besten, das auch zu sehen.

Es klingelte ein zweites Mal, doch auch jetzt schrieb ich einfach weiter. Ich dankte Egon dafür, dass ich bei ihm nie das Gefühl gehabt hatte, jemand anderes sein zu müssen als die Person, die ich war. *Was für ein Geschenk,* schrieb ich. *Das Geschenk wird für immer bleiben, es ist nicht verloren.* An dieser Stelle fing mein Hals kurz an zu schmerzen, als würde ihn jemand zudrücken, aber ich schrieb weiter. Ich erzählte Egon von dem Moment, in dem ich mir geschworen hatte, durch den Schmerz hindurchzugehen und als neuer Mensch auf der anderen Seite hinauszutreten: als jemand, der über sich sprechen konnte, ohne zu weinen; als jemand, der schnell und glatt anderen Raum geben konnte, ohne sich selbst zu vergessen; als jemand, den man kennen konnte, weil er offen war und anwesend und sich nicht hinter irgendetwas versteckte.

Aus der Küche drang ein merkwürdiges Geräusch, das ich so noch nie gehört hatte. Ich riss die Tür auf und sah: unsere Taube, die langsam und kontrolliert immer wieder gegen das Fenster flog. Ihre Krallen schabten gegen das Glas, ich sah die schlagsahneweiße Unterseite ihrer Flügel und ihres Bauchs, ihre dünnen Zehen, die zusammengekrallt waren wie rote Spinnen.

»Sag mal, geht's noch?«, rief ich. »Wie wäre es mal mit ein bisschen Dankbarkeit?«

Die Taube hörte sofort auf, gegen das Fenster zu fliegen, als sie sah, dass ich sie sah. Wahrscheinlich wollte sie mehr Futter. Oder sie war einfach noch jung und frech. Zausel war meines Wissens nie gegen irgendein Fenster geflogen, um Aufmerksamkeit zu erregen, das hätte seiner sonstigen Diskretion auch überhaupt nicht entsprochen. Allerdings war die Taube in ihrer Zeit bei uns überhaupt nicht frech gewesen, sondern sehr lieb, was war da draußen nur mit ihr passiert?

Ich öffnete das Fenster noch einmal und gab ihr Sonnenblumenkerne, sie fraß sie eilig und unordentlich, es fielen viele Körner herunter. Danach richtete sie sich auf und schnaufte schwer. Als sie davonflog, ein kleiner Schatten mit Flügeln im Abendblau, dämmerte es bereits.

Ich schrieb weiter, bis es dunkel war und der Wind anfing zu heulen. Es waren schon wieder Gewitter vorhergesagt.

Um 20 Uhr, als ich mir gerade etwas zu essen machen wollte, klingelte es erneut. Zum ersten Mal kam mir der Gedanke, dass Kathleen ihren Schlüssel vergessen haben könnte. Aber dann hätte sie mir doch bestimmt eine Nachricht geschrieben? *Egal,* dachte ich und drückte auf den Türöffner, ohne etwas in die Gegensprechanlage zu sagen. Als ich gerade Erdnussbutter auf mein Toastbrot strich, klopfte es an der Tür. Ich gefror mitten in der Bewegung, ein wenig Öl aus der Erdnussbutter tropfte auf den Küchentisch und hinterließ einen kreisrunden, spiegelnden Fettfleck.

Kathleen würde nicht klopfen, dachte ich. *Selbst wenn sie aus irgendeinem Grund ihren Schlüssel vergessen und mir keine Nachricht geschrieben hätte, würde sie nicht klopfen. Sie würde gegen die*

Tür trommeln. Sie hätte auch durchgehend geklingelt. Sie hätte auf keinen Fall ein paar Mal geklingelt und ruhig gewartet.

Mein Herzschlag pulsierte in meinen Ohren, als ich langsam zur Tür ging und sie öffnete. Dann erstarrte ich. Die Person, die da stand, war so groß wie Jakob, hatte dasselbe Gesicht wie Jakob und trug Klamotten, die ich schon einmal an ihm gesehen hatte. Noch bevor ich Luft holen konnte, breitete sie die Arme aus, umarmte mich fest und legte dabei die Hände genau auf die Stelle an meinem Rücken, bei der ich mich immer so heilig und wichtig fühlte.

»Romy«, sagte die Person. Auch ihre Stimme klang wie die von Jakob, und in dem Moment erlaubte ich mir zum ersten Mal seit langer Zeit zu fühlen, wie sehr ich ihn mochte: die leichte Dehnung seiner Augenlider; dass er mir immer Snacks vorbeigebracht hatte; dass er nicht aufgegeben hatte zu versuchen, mit mir Kontakt aufzunehmen, aber auf eine respektvolle Weise; seinen entspannten Gang mit den langen Schritten; dass er immer so aussah, als käme er gerade aus der Sonne; dass ich nie herausfand, ob seine Haare nun dunkelblond oder hellbraun waren, weil sie immer die Farbe zu wechseln schienen; wie in seinem Blick, in diesem graduellen Übergang von Dunkelbraun zu Schwarz, ein Platz für mich geschaffen worden war. Ich mochte seine Symmetrie. Ihn anzuschauen, war für mich genauso beruhigend wie ein riesiges Mandala.

Ich schob ihn eine Armlänge von mir weg, betrachtete ihn – *jup, immer noch genau wie ein Mandala!* –, dann legte ich meine Hand auf seine Brust, um seinen Herzschlag zu spüren.

»Ist das hier wieder dein klassischer Lebendigkeits-Check?«, fragte Jakob.

»Ja«, sagte ich. »Ein Echtheits- und Lebendigkeits-Check.« Nachdem ich seinen Herzschlag ein paar Sekunden lang schnell und fest unter meinen Finger gespürt hatte, sagte ich: »Herzlichen Glückwunsch, du hast die Authentifizierung bestanden.«

»Oh nein, bist du immer noch so durch, Romy?«, fragte er.

»Was meinst du mit ›immer noch‹?«, fragte ich, ganz so, als sei in meinem Leben immer alles top gelaufen.

Seine Mundwinkel zuckten, dann sagte er, er sei gekommen, um mich abzuholen. Mehr dürfe er mir nicht verraten. Ich könne einfach anbehalten, was ich anhatte, Hauptsache, ich würde mich beeilen.

Treppe runter, raus auf die Straße; schwüle Herbstluft, die sich auf unsere Wangen drückte, fahle, orangefarbene Straßenlaternen, die im Wind schwankten; ausgetretene Zigaretten und Müll vor unseren Füßen. In einem Schaufenster blinkte das Wort »Open« in Rot und Grün, obwohl das Geschäft schon geschlossen hatte. Wir bogen in die Straße ein, in der Lola wohnte, Jakob hielt mir die Haustür auf. Entweder hatte er immer noch einen Schlüssel, oder Lola hatte ihm ihren geliehen.

Im Treppenhaus roch es wie immer nach altem dunklem Holz. Jakob ging voraus, ich hinter ihm her. Er öffnete mir die Wohnungstür, aber als ich durchgegangen war und im Flur stand, drängte er sich an mir vorbei und sagte: »Komm in circa zwanzig Sekunden in die Küche, okay?«

Ich zählte die Sekunden runter, dann öffnete ich die Küchentür, und da standen sie alle: Kathleen, Lola und Jakob, jede:r hielt eine Wunderkerze in der Hand. Ich mochte dieses helle, leicht sprudelnde Licht vor ihren Gesichtern.

Ein Teil von mir wollte in Tränen ausbrechen, der andere wollte einen Witz machen, keines von beidem erschien mir angebracht, also machte ich gar nichts.

Ich konnte sehen, dass sie hinter dem gleißenden Licht der Wunderkerzen lächelten, und schließlich fragte ich: »Habe ich irgendwas verpasst?«

Kathleen drehte sich zu Lola. »Ich hab dir doch gesagt, dass sie es nicht checken wird.«

»Du hast morgen Geburtstag, oder?«, sagt Lola zu mir.

»Ja?«

»Wir feiern rein«, sagte Lola. Es war kein Angebot, es war ein Befehl.

»Aber –«, setzte ich an. *Aber ich hasse es, meinen Geburtstag zu feiern. Aber ich habe meinen Geburtstag nicht mehr gefeiert, seit ich zehn war.* »Ich –«

»Keine Widerrede«, sagte Lola, dann machte sie das Licht an, und ich sah, dass sie ein kleines Büffet aufgebaut hatten. Es gab Salate und Baguette und eine Käseplatte und irgendetwas Überbackenes und eine Torte unter einer Tortenhaube.

Lola machte Musik an, brach sich ein Stück vom Baguette ab, und während der nächsten Stunden kamen einige Leute dazu, die ich nicht kannte, aber das machte nichts.

Ich griff ab und zu nach Jakobs Hand, wir tanzten, ich trank nur Wasser und aß sicherheitshalber nichts, worin ich Gras vermutete, damit mir bloß nicht wieder Elon Musk erschien.

Um Punkt Mitternacht zündete Lola die Kerzen auf der Torte an, und als ich sie ausgeblasen hatte, klatschten alle, auch die, die ich nicht kannte.

Danach dimmte Lola das Licht und machte die Musik lauter, wir tanzten, und es war mir immer noch sehr bewusst, dass so viele andere Menschen um mich herum waren, die sich gleichzeitig mit mir bewegten.

»Hat es dir gefallen?«, fragt Kathleen kurz darauf mit ängstlichen kreisrunden Augen.

Ich sagte: »Sehr«, und es stimmte. Ich hatte nicht wie sonst immer das Gefühl gehabt, dass ich es nicht verdiente, gefeiert zu werden. Ich war glücklich – wegen der Taube und Jakob und allem, was danach passiert war. Ich hatte jahrelang meinen Geburtstag nicht gefeiert, vielleicht tat es mir doch gut, dass jemand anderes es für mich in die Hand genommen hatte.

Etwas später ging ich mit Jakob noch mal raus, um frische Luft zu schnappen. Die Lichter vorbeifahrender Autos streiften uns, Plastikverpackungen wurden vom Wind über die Straße geweht.

»Warum hast du eigentlich nicht auf meine Nachrichten geantwortet?«, fragte er mich, und ich sagte: »Ich konnte nicht, die Verbindung zwischen meinen Gefühlen und meiner Sprache war irgendwie durchgeschnitten.« Er machte mir keine Vorwürfe, sondern nickte einfach.

Dann erzählte er, dass er in England in ein winziges möbliertes Zimmer gezogen sei, darin eine cremefarbene Stehlampe, ein leicht feuchter Teppichboden und eine gestreifte Tapete. Abends und morgens seien die Scheiben unten beschlagen gewesen, winzige kondensierte Wassertropfen, die sich dort angehaftet hätten wie schimmelige Kristalle. Er habe lange Spaziergänge durch die Stadt unternommen, sei in Museen gewesen. »Aber eigentlich war ich gar nicht richtig da«, sagte er. »Ich habe mich so fremd gefühlt wie noch nie in meinem Leben, als wäre ich an zwei Orten gleichzeitig.«

»Wieso, wo warst du denn sonst noch?«, fragte ich.

Er legte den Kopf schief. »Was glaubst du denn?«

»Keine Ahnung«, log ich.

»Hier«, sagte er und legte mir einen Finger auf das Schlüsselbein. »Ich war hier, ob du es glaubst oder nicht.«

»Du warst hier, auf meinem Schlüsselbein?«

»Mann, Romy, du weißt doch, was ich dir sagen will, oder?«

Ich blickte nach unten, und meine Wimpern fühlten sich an wie Schmetterlingsflügel, die sanft gegen meine Haut schlugen.

Dann sagte er, er habe noch etwas für mich, ein Geburtstagsgeschenk. Aber er wolle es mir nicht an irgendeinem Ort geben, sondern an einem schönen, vielleicht im Park.

Auf dem Weg dorthin nahmen wir eine Abkürzung durch die nahe gelegene U-Bahn-Station. Dort brüteten Tauben auf einem Süßigkeitenautomaten, die Küken sahen uralt und geduldig aus, graue, zerrupfte Wesen, die alle fünf Minuten eine U-Bahn einfahren hörten. Als ich auf eine Bank kletterte, um sie besser sehen zu können, warfen sie mir argwöhnische Blicke zu, als sei es normal, auf einem Süßigkeitenautomaten zu wohnen, und unnormal, dass man sich dafür interessierte. Ich machte ein Video von ihnen, wir gingen weiter. Im Park setzten wir uns auf einem kleinen Hügel auf eine Bank. Ich hatte gedacht, dass man von hier aus vielleicht die Lichter der Stadt sehen könnte, aber dem war nicht so. Windböen zerzausten unsere Haare, am Horizont zuckten schon Blitze hinter den Wolken, und ich fragte: »Was machen wir, wenn es jetzt gewittert?«

»In der Nähe ist eine Tankstelle«, sagte Jakob, als wäre es dieses Mal kein Problem, wenn wir gemeinsam nass würden. Dann holte er ein kleines Päckchen aus seiner Jackentasche und übergab es mir.

Ich öffnete es und fand darin ein Notizbuch, auf dem ein Sternenhimmel aufgedruckt war.

»Damit du endlich deinen Brief für Egon schreiben kannst«, sagte er. Er wusste ja nicht, dass ich schon mitten im Schreibprozess war, dass sich plötzlich eine Möglichkeit in der Zeit aufgetan hatte, alles sagen zu können, was ich sagen wollte. Er wusste auch noch nicht, dass die Taube zurückgekommen war, nicht einmal, dass wir sie freigelassen hatten und wie traurig ich darüber gewesen war.

Über uns türmten sich nun meterhohe ockerfarbene Wolkenberge auf, es begann zu donnern. Obwohl das Gewitter zu uns vorrückte, begann ich zu reden.

Plötzlich konnte ich alles sagen. Vielleicht weil sich die Trauer in mir in etwas aufgelöst hatte. Sie hatte sich als Farbton in den Abendhimmel gemischt, der immer gerade in etwas anderes überging, ein nahtloser, still vor sich hin fließender Übergang. Sie war immer noch da, sie würde immer da sein, aber sie war nur ein Teil der Welt, eine Farbe unter vielen. Manchmal füllte sich der ganze Himmel mit ihr, aber dann kam Wind und wehte Wolken herbei, die Sonne ging auf oder unter, irgendetwas veränderte sich immer.

Ich beschrieb Jakob den Tag, an dem wir die Taube hatten fliegen lassen – wie lange sie fortgewesen war; dass sie genau gleichzeitig mit ihm, Jakob, wiedergekommen war. Dass sie immer noch keine großen Körner fraß, sondern nur die kleinen, die leicht zu schlucken waren. Dass es aber eventuell auch sein konnte, dass wir sie mit den großen Körnern traumatisiert hatten und sie einfach nicht an die Zeit bei uns erinnert werden wollte.

Die Taube sei für uns ein Spiegel gewesen, sagte ich; oder wir hätten sie als Spiegel benutzt, dabei habe sie ihr eigenes Leben gehabt, sie habe ein gänzlich umrissenes, festes, eigenes Leben gehabt, in der Luft und am Boden, sie wollte fliegen, alles von oben sehen, eine andere Taube neben sich haben, hundert andere Tauben neben sich haben. Manchmal wurde man krank. Manchmal verhungerte man fast. Manchmal flog man in einem Schwarm in den Sonnenuntergang und wurde geblendet von der Schönheit von allem. Die Taube hatte mit uns gelebt, und wir hatten unsere eigenen Vorstellungen auf sie projiziert, und vielleicht konnte man manchmal nichts anderes machen als projizieren.

Ich fand, dass mir die Taube vor allem etwas über die Welt an sich gezeigt hatte. Dass sie schrecklich und schön gleichzeitig sein konnte, dass man manchmal anderen beim Leben zusah und manchmal selbst lebte. Dass man trotzdem lieben konnte, trotz allem. Die Taube war wirklich lieb zu uns gewesen, auch wenn es vielleicht nur ein Fall von Stockholm-Syndrom gewesen war, wie Kathleen immer behauptete, und die Taube uns einfach nur ersatzweise geherzt hatte, weil eben sonst keiner da gewesen war, weil die Taube ihrer Liebe zur Welt irgendwie Ausdruck hatte verleihen wollen. Mir war es egal. Die Taube hatte mir geholfen.

»Aber du hast mir auch geholfen«, sagte ich dann zu Jakob, ich wollte es nicht so rüberkommen lassen, als hätte die Taube den Hauptjob gemacht. Die Taube war einfach am konsequentesten da gewesen, nämlich nonstop.

»Oh, das freut mich«, sagte Jakob. Offenbar war er nicht beleidigt.

»Wirklich, danke für alles«, sagte ich. »Kathleen war auch da«, fuhr ich fort. »Sogar Lola. Meine Mutter auch. Mein Chef ebenfalls.« Wenn ich so darüber nachdachte, waren ziemlich viele Leute daran beteiligt gewesen, dass ich die Zeit nach Egons Tod irgendwie überstanden hatte. Es hatte vieles ineinandergegriffen, dass ich heute einigermaßen unbeschadet da war. Dieser Ast im Fluss, der sich am Ende doch noch gelöst hatte. Die Taube. Jakob und die anderen. Dass mein Chef mir nicht gekündigt hatte. Dass ich insgesamt gesehen irgendwie überlebt hatte.

»Ich finde, das mit dem Überleben hast du sehr gut gemacht«, sagte Jakob.

»Danke, du auch«, sagte ich.

Neben uns raschelte etwas. Wir fuhren herum, sahen aber nichts. Im nächsten Moment begann es zu regnen. Die Tropfen machten leise ASMR-Geräusche auf den Blättern und auf unserer Haut, es war besonders, im Dunkeln nass geregnet zu werden, genauso besonders wie das erste Mal, als Jakob und ich es zusammen erlebt hatten.

Manche Sachen wiederholen sich einfach, dachte ich. *Die guten und die schlechten, aber auch die guten.*

»Wie lange willst du eigentlich bleiben?«, fragte ich.

»So lange du willst«, sagte er.

»Nein, jetzt im Ernst? Wie lange bleibst du?«

»Ich bleibe wirklich erst mal hier«, sagte er.

Ich glaubte ihm kein Wort, beschloss aber, es auf sich beruhen zu lassen. Ich hatte heute zum ersten Mal seit Langem meinen Geburtstag gefeiert, und es war schön gewesen, ich wollte, dass es so blieb.

Was ich damals noch nicht wissen konnte: dass sich nicht alles wiederholte. Nicht alles, was ich gern hatte, verschwand wieder. Jakob würde wirklich hierbleiben.

Er würde im Homeoffice arbeiten und erst zurück zu Lola ziehen, ins Gästezimmer (in seinem alten Zimmer wohnte schon eine Nachmieterin) und schließlich zu mir in die WG, während Kathleen das Gästezimmer bei Lola bezog und aus ihm ein »richtiges« WG-Zimmer machte. Ab und zu würde Kathleen mir verzweifelte Nachrichten schicken, wenn Lola wieder ihre überdominanten Phasen hatte, aber im Großen und Ganzen lief es gut. Kathleen freute sich über die großen hellen Zimmer, und Lola war streng zu Kathleen, wenn sie wieder zu ungeduldig war. Sie versuchte sogar, nicht mehr so gemein zu mir zu sein, obwohl ihr manchmal noch was rausrutschte. Mir war es mehr und mehr egal. Mein Studium begann wieder, ich konnte wieder denken, ich konnte wieder fühlen. Ich trat tatsächlich einer Trauerselbsthilfegruppe bei, merkwürdigerweise fühlte ich mich richtig belebt davon, so viele Leute, die einander zuhörten und sich Mühe füreinander gaben. Es war so schön, als hätte ich einen eigenen kleinen Taubenschwarm.

Kathleen sagte, sie wolle mir nicht zu nahe treten, aber sie selbst an meiner Stelle hätte schon längst fertiggetrauert, schon längst! Sie hatte es nicht geschafft, ihre Ungeduld abzulegen, wobei man dazusagen muss, dass wenigstens ihr Arm sehr gut geheilt war und sie während des Heilungsprozesses für kurze Zeit verlangsamt war, aber es war eine künstliche Verlangsamung, die Kathleen wieder losließ, sobald sie es konnte.

»Trauer dauert so lange, wie sie eben dauert«, sagte ich ihr. Das hatte ich in den letzten Monaten gelernt: Sie verschaltete sich mit der Zeit, hob sie auf, verlangsamte sie; es fand auf jeden Fall eine Transformation statt. Ich war nicht mehr durchgängig so traurig, sondern nur noch ab und zu. Es war eine Farbe unter vielen, aber ich schaute auch mehr auf die anderen Farben, auf das Leuchten des Himmels generell.

Jakob und ich stritten ab und zu über alltägliche Dinge wie darüber, dass ich zum Fahrradfahren einen Helm aufsetzen sollte, aber die Versöhnungen waren besser, als die Streite intensiv gewesen waren, wir atmeten einfach weiter. Ich erzählte ihm davon, dass ich mir vorgenommen hatte, durch den Schmerz hindurchzugehen und auf der anderen Seite als neuer Mensch herauszukommen, und er sagte, ich könne sehr gern so bleiben, wie ich sei. Wir kochten abwechselnd füreinander, und wenn ich im Fluss schwimmen ging, zwang Jakob mich, eine Schwimmboje mitzunehmen, wofür ich ihn ein bisschen hasste. Er sah sich oft noch Reisetipps an, manchmal tauschte er sich auch mit Lola darüber aus, aber er sagte auch, dass er mit mir alles neu sah, das sei auch schön, man entdecke einfach das Neue in einer alten Umgebung. Nachts hoben und senkten sich unsere Brustkörbe gleichzeitig, und ich hatte die Hoffnung, dass sich in diesem geteilten Rhythmus alles einfügen würde, Stunde um Stunde, neue und alte Jahre, ich wollte, dass es einfach immer so weiterging.

Unsere Taube blieb erst einmal Single, aber nur ungefähr zwei Monate lang. Dann beobachtete ich sie dabei, wie sie mit einer riesigen anderen Taube schnäbelte, deren Flügel an den Rändern rötlich schimmerten. Die andere Taube kam manchmal auch allein zu uns und wartete auf unsere Taube. In diesem Zuge fanden wir auch heraus, dass es sich bei unserer Taube um ein Weibchen gehandelt hatte. Das konnte man bei Tauben nämlich nicht so gut sehen, erst, wenn sie sich paarten, gaben sie sich zu erkennen.

Jedes Mal, wenn unsere Taube zu Besuch kam, hatte ich die Hoffnung, dass sie uns mal wieder herzen würde. Aber das tat sie nur ein einziges Mal: Sie war gekommen, als es schon fast dunkel war, sehr ungewöhnlich für eine Taube, Tauben flogen ja bei Dunkelheit eigentlich nicht mehr. Sie hatte gefressen und war dann erkennbar in einer trägen Stimmung, und als ich ihr meine Hand hinhielt, knabberte sie ein paar Mal liebevoll daran herum, und ich freute mich so sehr, weil ich dachte: *Wir haben sie nicht nur traumatisiert! Sie freut sich auch, uns zu sehen!* Sie schaute mich auch ganz lange an. Allerdings war es merkwürdig, frontal von einer Taube angestarrt zu werden, und ich musste den Blickkontakt irgendwann abbrechen. Die Taube blinzelte auch gar nicht, das machte den Blickkontakt noch intensiver.

Einmal, als es draußen regnete, flog sie in die Küche, landete auf einem Regal und chillte ein bisschen. Ich war so überrascht, und ehrlich gesagt wollte ich sie auch nicht auf dem Regal haben, ließ sie aber trotzdem da sitzen, aus Nächstenliebe. Als es aufgehört hatte zu regnen, flog sie wieder raus, ohne sich zu verabschieden.

Sie fraß nach wie vor am liebsten die kleinen Körner, aber ein einziges Mal sah ich auch ein Maiskorn und eine Erdnuss in ihr verschwinden. Allerdings schien die Erdnuss ungute Erinnerungen in ihr wachzurufen, sie fraß nur eine einzige, dabei waren Erdnüsse die Lieblingsspeise der meisten Tauben.

Auch Zausel sah ich ab und zu, wenn ich an Egons alter Wohnung vorbeilief. Sie war mittlerweile leer, meine Mutter und ich hatten sie zusammen ausgeräumt, und Zausel landete nun immer vor dem Fenster der Nachbarin. Die Umstellung hatte für ihn offenbar gut funktioniert, und trotzdem wurde ich immer noch ziemlich traurig, wenn ich ihn sah. Er war wie eine Erinnerung an eine Zeit, für die man alles geben würde, um sie zurückzubekommen, aber das war eben die Sache mit der Zeit: Wenn sie nicht gerade eine Schleife produzierte, ging sie vorwärts, und wenn sie nicht vorwärtsgehen würde, hätte ich Jakob auch gar nicht kennengelernt. Und unsere Taube auch nicht.

Der Regen wurde stärker, Jakob sagte: »Lass uns zurückgehen, oder?«, ich sagte: »Nein, ich bestehe darauf, dass wir uns hier auf den Boden legen, so wie damals! Um unser Kennenlernen zu feiern!«

Er blieb sofort stehen und fragte ängstlich: »Wirklich?«

Ich sah ihm an, dass er es für mich gemacht hätte, aber nur, weil ich Geburtstag hatte.

»Nein, nicht wirklich«, sagte ich, dann nahm ich ihn an der Hand, und wir gingen heimwärts. Allerdings kamen wir nur bis zu einer Bushaltestelle, weil dann so viel Regen vom Himmel prasselte, dass das Wasser sich zentimeterhoch auf den Straßen sammelte.

Die Blitze spiegelten sich darin, Jakob und ich saßen eng beieinander, und ich dachte: *Hoffentlich passiert uns nichts, jetzt nicht und in Zukunft auch nicht*, Jakob sagte: »Was, wenn das Wasser weiter steigt?«, ich sagte: »Keine Ahnung«, wir zogen die Beine an, damit unsere Füße nicht nass wurden, ohne großen Erfolg allerdings, und ich erzählte Jakob, wie sehr Egon sich sein ganzes Leben lang über Vögel gefreut hatte. Es war die Freude über etwas gewesen, was einfach da gewesen war und was die meisten Leute nicht gesehen hatten.

Ich glaube, für mich ging es damals darum, alles genau so zu akzeptieren, wie es war, und trotzdem zu kämpfen und trotzdem nach Schönheit zu suchen.

Und in diesem Moment, als ich das dachte, fiel die Last der letzten Monate von mir ab – natürlich würde sie wiederkommen, aber jetzt gerade, jetzt war sie weg. Der Regen nahm ab, es tröpfelte nur noch leicht, und als Jakob und ich aufstanden und den restlichen Weg nach Hause gingen, mit nassen Füßen und ein wenig fröstelnd, ging langsam die Sonne auf. Gleichzeitig setzte ein starker, kühler Wind ein; im Osten erglühte der Himmel in Rosa und Hellblau, im Norden baute sich eine dunkelgraue Wolkenwand auf, und direkt über uns war alles schwarz.

Ich werde mir alles zurückholen, dachte ich, *nichts wird verloren sein*. Mit einem Mal war ich froh, trotz allem noch am Leben zu sein. Der Wind wehte immer stärker, und ich sagte mir diesen einen Satz, den ich später genau so in meinem Brief an Egon aufschreiben würde: *Ich bin bereit für eine neue Geschichte über mich.*

Danksagung

Ich bedanke mich herzlich bei Dr. Stefanie Heinen und Imke Rösing; bei Kolja, Babsi und meinen Eltern für ihre stetige lebenstechnische wie literarische Unterstützung; und bei Claudia (sowie vielen anderen) vom Tierschutzverein für Stadttauben und Wildtiere Nürnberg, von der (denen) ich so viel über Tauben lernen durfte. Es war mir eine große Freude!

Mein ganz besonderer Dank gilt wie immer Dr. Michaela Hanke, der besten und genauesten Leserin der Welt.

Triggerwarnung/Content-Hinweis

Dieser Roman behandelt unter anderem die Themen Tod, Trauer und Suizidgedanken. Sollte es dir mit diesen Themen nicht gut gehen, lies dieses Buch bitte nicht oder nur gemeinsam mit jemandem, der dich unterstützen kann.